中医药科普读本

第一辑

五官诊病

金敬梅　荆悦／主编

世界图书出版公司

图书在版编目（CIP）数据

五官诊病 / 金敬梅，荆悦主编 . –– 北京：世界图
书出版公司 , 2019.4
　　（中医药科普读本 . 第一辑）
　　ISBN 978-7-5192-5995-2

　　Ⅰ . ①五… Ⅱ . ①金… ②荆… Ⅲ . ①望诊（中医）—
青少年读物 Ⅳ . ① R241.2-49

中国版本图书馆 CIP 数据核字 (2019) 第 029457 号

书　　　名	中医药科普读本 . 第一辑 . 五官诊病
（汉语拼音）	ZHONGYIYAO KEPU DUBEN.DI-YI JI.WUGUAN ZHEN BING
编　　　者	金敬梅　荆　悦
总　策　划	吴　迪
责　任　编　辑	韩　捷
装　帧　设　计	刘　陶
出　版　发　行	世界图书出版公司长春有限公司
地　　　址	吉林省长春市春城大街 789 号
邮　　　编	130062
电　　　话	0431-86805551（发行）　　0431-86805562（编辑）
网　　　址	http://www.wpcdb.com.cn
邮　　　箱	DBSJ@163.com
经　　　销	各地新华书店
印　　　刷	吉林省金昇印务有限公司
开　　　本	787 mm×1092 mm　1/16
印　　　张	10
字　　　数	107 千字
印　　　数	1—5 000
版　　　次	2019 年 4 月第 1 版　　2019 年 4 月第 1 次印刷
国　际　书　号	ISBN 978-7-5192-5995-2
定　　　价	360.00 元（全十册）

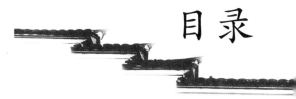

目录

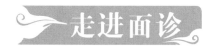

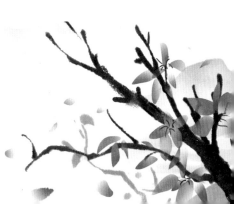

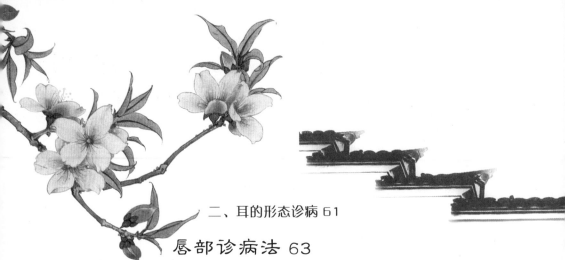

五官识病

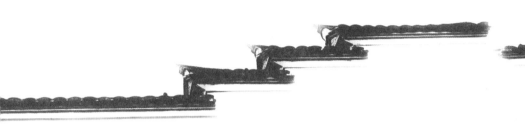

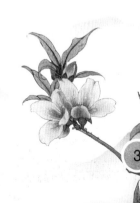

走进面诊

ZOU JIN
MIAN ZHEN

源远流长的面诊

　　古代名医扁鹊曾通过看就能知道蔡桓公的病，他所采用的方法，就是中医"望、闻、问、切"这"四大诊法"中的"望诊"。顾名思义，所谓的望诊就是医生通观察人的身形，以及脸、手等部位所表现出的神色、形态，就能看出这个人的健康状态，得了何种疾病。

　　因为望诊是一种直观的诊断方式，所以自古以来就倍受医学家们的重视。而面诊作为望诊的首诊，其发展的过程也伴随

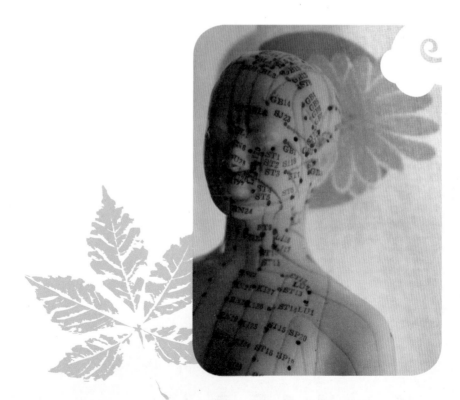

着望诊发展的而不断演变。所以，望诊的发展史也就是面诊的发展史，其过程是源远流长的。

古人类在治疗疾病的过程中，不断积累原始的医药知识，经过不断的实践、观察和总结，开始对一些常见的伤害和疾病有了初步的认识，并积累了早期的望诊识病的经验，这就是最原始的望诊。

到了距今大约四万年前，人类开始从原始群落生活逐渐进入了原始氏族公社时期。这时，人类已经能创造出最简单的医疗工具，还能通过望诊辨识一些常见疾病，并且能初步加以区别。

到了周朝，人类文明在不断发展。人们在医学的诊断方面逐渐认识到人体表面的一些现象和身体内部有很大的关系。

在春秋战国时期，人类文明有了飞跃的进步，医学方面也有了很大的进展，涌现许多医学巨著。其中，《黄帝内经》对于望诊的内容、意义和方法等都做了系统且全面的说明，被称作中医学望诊的基石。在《黄帝内经》中，不仅重视对人整体地望诊，还强调局部与分泌物的望诊。把通过对人神色和状态的观察作为面诊的依据，实现了人类由表及里认识疾病的一次大的飞跃。

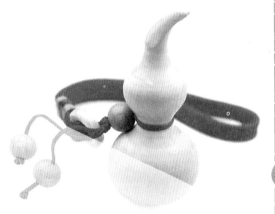

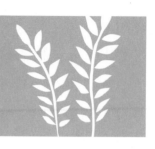

汉唐时期，出现了华佗、张仲景、孙思邈、葛洪等著名的医学家，诞生了《千金翼方》《伤寒论》等医学巨著，对望诊的研究也得到了更进一步的发展。

到了宋元时期，医学家们在《黄帝内经》中望诊理论的基础上，进一步发挥，使望诊有了更大的发展。不仅如此，望诊在古代的法医学中也得到了广泛的发展和应用。在这一时期，诞生了一位著名的仵作——宋慈，电视剧《大宋提刑官》讲的就是宋慈的故事。

而明代的望诊研究有了开创性的发展。当然，更多的则是对前人望诊方法和理论的总结和完善。

到了清代，人们对前人的望诊经验进行全面总结并有了进一步提高。望诊全书的问世是明清时期望诊发展的重要标志之一，其中《形色外诊简摩》《望诊遵经》这两本书最具有影响力。

新中国成立以后，中医有了历史性的发展，中医事业也进入了高速发展的新阶段。中医望诊日益进步并发扬光大，研究成果也在不断涌现。经统计，先后发表和出版的望诊学术论文与专著约有1000余部（篇），其质量之高和数量之多是以往任何一个历史时期都无法比拟的。

"看脸"是看哪些方面

在现在社会中，颜值高的人往往会得到大家的喜爱，所以说这是一个"看脸"的时代。但是颜值高并不代表身体好。

中医面诊中的"看脸"，看的不是样貌是否美丽，而是通过观察面部的神（神气）、色（皮肤表面颜色）和形（形态）方面，按照所观察到的情况，与中医学相关的理论相结合，来判断人健康与否，或得了何种疾病。

在中医学中精、气、神是生命的要素，三者之间还有一定的转化关系。神不仅能反映人体内脏功能情况，还能

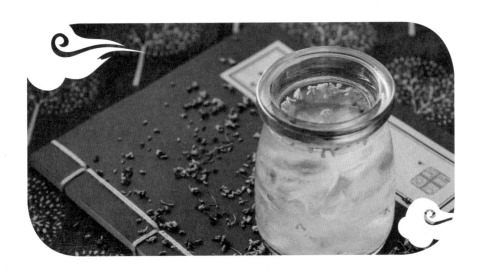

反映精、气的情况，所以神体现了人的生命状况。

中医面诊理论认为人体表面不同部位所表现出的各种颜色变化，都反映身体的各种状况信息。这些都是经过古人长年的摸索与总结，得出的体表颜色变化与体内情况之间的关系，让医生们可以通过观察面部颜色变化情况来判断身体的内部情况，使面诊成为有效的诊断手段，并形成了独特的理论体系。

根据人面色的变化，古人聪明地将其归纳为五种颜色：青、赤、黄、白、黑。神奇的是，根据现代的光学理论，这五种颜色能组合成任意的色彩。经过长期研究探索，中医发现了人体表面呈现的这五种颜色分别反映了身体的出现的状况，五脏（心、肝、脾、肺、肾）的生理情况也与这五种颜色有对应关系。以此为据，创造出了通过观察五色来判断身体情况的方法。于是就形成了"五色诊法"，又称为"色诊"。

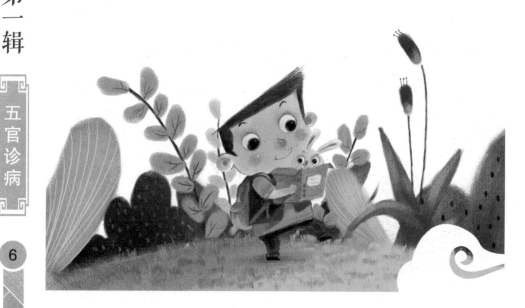

面诊常识

MIAN ZHEN
CHANGSHI

面部、五官与脏腑的生理对应关系

当人的五脏六腑出现异常时，会从面部、五官和五官不同的地方表现出来。这种五脏六腑与面部、五官一一的对应关系，在面诊中称之为"分属"。

一、面部与脏腑的分属

面部、五官与脏腑之间存在着分属关系，人体内脏腑的情况能在脸上相应的地方显现出来。也就是说脸是身体的显示器，身体哪里有异常，在脸这个"显示器"上就能

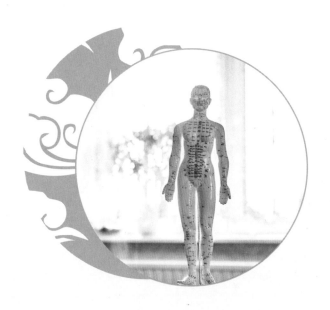

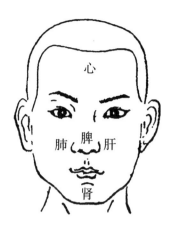
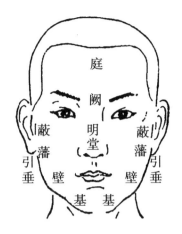

表现出来。

　　中医专著上说人的五脏六腑发生病变时，面部不同的地方就会出现表象。这也说明了面部的不同部位与五脏六腑有着分属关系。一旦五脏六腑发生病变，就能从面部相应的地方反映出来。在实际操作中，通过一段时间的观察与摸索，可以很好地掌握面诊中五脏六腑在面部分属的基本规律。如此就能通过面诊及时地发现身体的异常，对防治疾病有着重要的作用。

　　二、五官与脏腑的分属关系

　　1．眼睛与脏腑的分属关系

　　无论是在古代医学还是在现代医学中，通过眼睛来诊断疾病，都是一种重要的诊断方式。古人认为，眼睛是人身体健康的"晴雨表"，它准确地反映出身体脏腑的生理、病理情况。

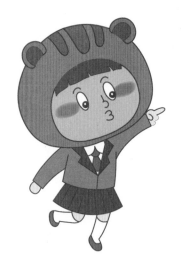

2．鼻子与脏腑的分属关系

整个面部最高的就是鼻子，鼻子直接通于气道，是肺的门户，并与脾、胃、膀胱、大肠的络脉直接相联。

3．唇与脏腑的分属关系

中医上说嘴是脾脏在体表的开口，脾脏的表象反映在唇上。足明阳胃经绕嘴而过，因此诊察口唇，就能知道胃是否有异常。

4．舌与脏腑的分属关系

中医学认为舌是脾胃生理情况表现的地方，也是心的开口。舌是多气多血的器官，其血络非常丰富，因此与心主血脉的功能有关联。人用嘴吃食物，舌可以帮助人品尝到食物的美味，通过吃食物人能获得身体所需

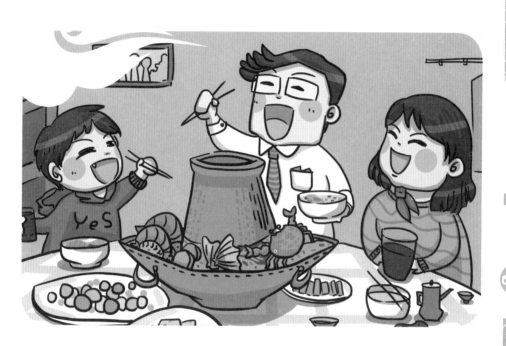

的营养物质,吃食物是气血生化的源泉,所以,通过舌诊,就可以窥测人体内部的变化。

5．耳与脏腑的分属关系

依据中医原理,肾脏的体表开口处是耳,耳上分布着手足少阳经的脉络,而且手足阳明经、太阳经也经过耳的前后,所以耳被称之为"宗脉之所聚"。不仅如此,通过诊察耳还能察知心脏的功能。

面部形、神及五色诊法的原理及意义

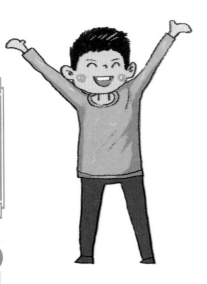

一、形态

我国的医学家早在两千多年前的春秋战国时期就已经认识到，人的脸形、体形、气质、性格对五脏六腑和对时令的适应之间存在着关联。

望形态就是通过观察面部神态、表情、脸形等方面来收集所需要的诊断信息。《黄帝内经》中，根据此理论把人归纳为金、木、水、火、土这五种类型。同时对每种类型的人的面部表情、形态、体质状况等特点都进行了比较详细的阐述。

1. 金型——肺经气血旺盛之人

金型人的特点为方形脸，皮肤白，头、肩背、腹、手足都小，足跟坚厚，似另有小骨生在足踵外，行动轻快，能耐受秋冬，无法耐受春夏，春夏易生病。

2．木型——肝经气血旺盛之人

禀受木气最全的人是木型人，聪慧，善用心机，体力较弱，能耐春夏，无法耐秋冬，秋冬时节易生病。

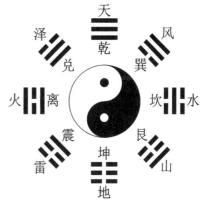

3．水型——肾经气血旺盛之人

水型人的特点是面部凹陷呈棱形，皮肤黑色，头与腹部大，而肩狭小，背长，手足好动，能耐秋冬，无法受春夏，春夏易生病。

4．火型——心经气血旺盛之人

火型人皮肤发红，头小，颜面瘦小，肩背髀腹各部发育匀称美好，行路步履稳健，心性急躁，有魄力。对于时令的适应大多能耐春夏，无法耐秋冬，在寒凉时节容易生病。

5．土型——脾经气血旺盛之人

土型人的特点是皮肤发黄，圆脸，头与腹部大，肌肉丰富，肩背部丰满而健美，步履稳重，着地无声，行路时举足不高。此类人多数能耐受秋冬，无法耐受春夏。春夏温热气候易生病。

总而言之，人的肤色，脸形，气质等情况均

禀受于父母，也就是今天人们所认识到的遗传因素所导致的。但此处讨论的是古人通过长期的生活实践，细心观察总结出来的，只能是一般情况下人的肤色、脸形、体形，禀性身体与自然气候的变化情况，有一定的关联。这种关联是由体内脏腑气血的盛衰所致的，但不能一概而论。这只是相对的，在临床中只能做参考，并不能全以此为依据。

二、神与神态

生命活动的总称就是"神"，观察人体生

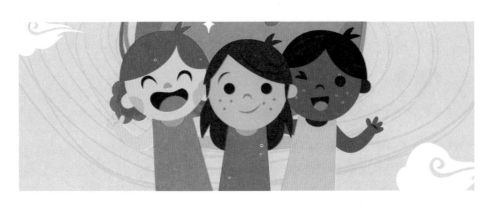

命活动的外在表现是通过观察人的面部的神与神态，也就是观察人的机能状态和精神状态。神广义的概念是指整个人体生命活动的外在表现，也就是说，神就是生命；狭义的概念就是指人的精神活动，也就是说，神就是精神。

《内经》中说神是人的特征，只有人拥有思维意识活动，其为以脏腑气血为物质基础的一种机能。中医认为：神来源于先天之精，靠后天之精不断滋养而兴旺。所以说神的物质基础是精，而神寓于形体之中又是生命的主宰。古人对神的这种机能基本了解，其中有主司运动和感觉的魂以及管理内脏活动的魄，也就是元神；也有主管思维意识活动的意、志、思、虑、智等，也就是识神。在许多中医典籍中能看出，古人已经认识到脑与心之间存在密切的关系，认识到了思维意识活动与自动调节机能的区别，随意控制与不随意控制的区别。

既然一身之主宰是神，那么必然在全身皆有表现，人们往往通过面色、表情、目光、言谈举止、声息体态、感觉反应、舌象、脉象等呈现于外，其中最明显表现就是目光。

（一）观神在临床中的意义

通过对面部神与神态的观察，能了解脏腑精气的盛衰与病情的轻重与预后。因为，精、气、神三者的关系是密切的，生命的形态结构是精，生命的动力是气，而生命的主宰是神，精、气、神合称为生命的"三才""三

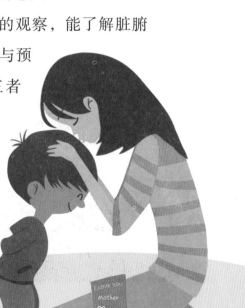

宝"。五脏之生所外荣是神，其反映了人体的内脏功能，体现了人的生命活动。

（二）观神的方法

以神会神是观神的方法，医者与患者之间的信息是依靠神进行交流传递的。所以面诊被称之为诊法之首，其首要的就是观神。《医源·望病须察神气论》中说："人之神气，在有意无意之间流露最真。医者清心凝神，一会即觉，不宜过泥。泥则私意一起，医患之间神气相混，反觉疑似，难以捉摸，此又以神会神之妙理也。""望而知之谓之神，即称之曰神，心能以我之神，会彼之神。"

往往人的目光中会无意流露出人的精神活动，故人的眼睛是最传神的，所以人们总

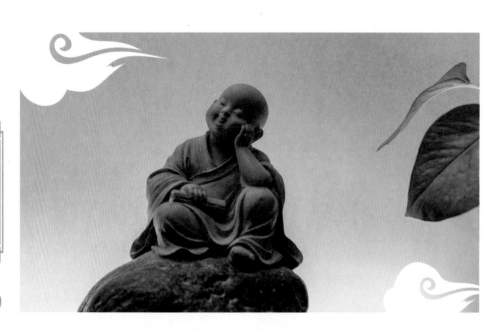

说眼睛是心灵的窗口。察神应首先观察病人的目光、神态，这样医生就能对病人的神、气有一个初步的印象。还可以通过对人的对答反应、言谈举止、面部表情等，观察出人的精神状态与情志变化。元神的表现关于脏腑气血功能状态的表现，需要从声息、面色、舌象、体态、脉象等方面去了解，所谓"声之有神""色之有神""脉贵有神"等。

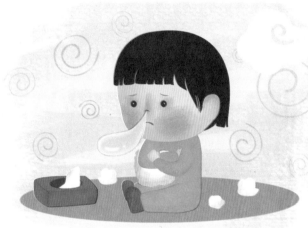

由此可知，望神的关键就是观察人的目光、表情、动态。

（三）观神的主要内容

望神的内容是得神、失神、假神。在面诊中这是的非常重要的内容之一，也是整个中医诊法中重要的部分，此外中医面诊范畴还包括七情变化、神气不足、神志异常等。

1. 得神

得神又称之为有神，是神情旺精气足的表现，表示虽病而正气未伤，这是病轻预后良好的表现。

得神表现为面色荣润含蓄、表情丰富自

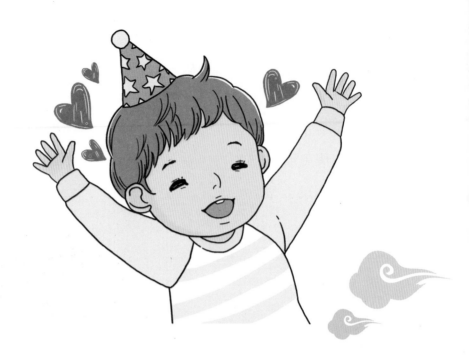

然、目光明亮、精彩内含、神志清楚、语言清晰、反应灵敏、动作灵活、体态自如、呼吸平稳、肌肉不削。

心主神志，其华在面，神清语明，面色荣润是心之精气充足的体现。肝开窍于目而主筋，肾藏精而主骨，目光精彩，反应灵活，体态自如，是肝肾精气充足的表现。肝主气而司呼吸，脾主肌而司运化，肌肉不削、呼吸平稳是肺脾精气充足的表现。五脏精气充足，所以体健神明，也就是"精全则神旺，血盛则形强。"

2. 失神

失神又称之为无神，是精损、气亏、神

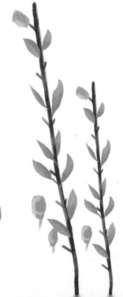

衰的表现，代表着病重至笃，一般预后不良。

失神表现为面色晦暗、表情淡漠或呆板、目暗睛迷、瞳神呆滞、目闭口开、反应迟钝、动作失灵、呼吸气微或喘、言语不清、神昏谵语、精神萎靡或周身大肉已脱等。由此可知眼目和语言是察神的要点。所以说两眼顾盼灵活者为有神，目光呆滞则为无神。

3．假神

垂危病人出现精神暂时好转的假象就是假神，是临终前的预兆，假象表现为本来久病、重病的失神病人，突然声音洪亮、精神转佳、目光转亮、言语不休，或原面色晦暗突然颧赤如妆等。根据大量临床数据发现，病人在出现假神后 4 ～ 48 小时之内就会死亡。此现象也称之为"回光返照""残灯复明"。

现将面部得神、失神、假神的鉴别简表例如下：

	形色	眼神	神志
得神	形色如常 肌肉不削 面色明润 含蓄不露	精彩内含 炯炯有神 反应灵活	神志清楚 语言清晰
失神	形羸色败 大肉已脱 面色晦暗 浮光暴露	目暗睛迷 眼光呆滞 反应迟钝	神志昏迷 语无伦次
假神	突然面赤如妆	目光突然转亮	语音突然转亮，精神转佳

另外神志异常、神气不足只是轻度失神的表现。

而烦躁不安、百合病，以及癫、狂、痫等，这些都是由特殊的病因、病机和发病的规律所决定的。这些并不代表疾病已到了多么严重的地步，所以此处不作过多讨论。

三、面部五色变化与五色诊法的基本规律

五色包括青、赤、黄、白、黑。古人为了执简驭繁，把七色光线红、橙、黄、绿、青、蓝、紫分为五色。因为青赤黄相当于三原色，可以组合任意的颜色，而白与黑只是从明到暗的明度变化。古人对于现代"色度学"所讲的三特性，色调、明度和纯度已有所认识。我们所说的面诊当中的五色，并不是传统意义的五色，而是三原色按不同比例组合纯度不等的五色，所以通常又将面色诊称为五色诊。五色的变化以面部最明显，最方便观察，而且面部又与五脏六腑经络相对应，故以望面色来阐述面部色诊。

（一）面部五色诊法的基本概念

在《内经》时代，就已确立了五色诊法，而且作为望诊的主要内容，往往

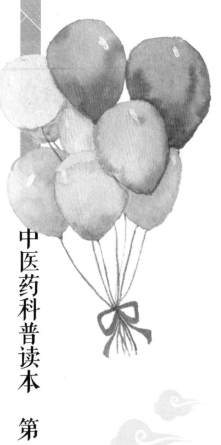

中医药科普读本 第一辑

五官诊病

以色诊代表望诊。面部五色诊法是运用阴阳五行学说，按五脏配五行五色的理论，通过长期临床实践总结出来的一种诊病方法，备受后世医家推崇。

（二）五色变化与脏腑之间的联系

古人把五色诊法的基本内容概括为"五色相应提纲"。简表如下：

五行	五色	五脏	五气	五窍	五志	五脉	五味	五合	其腑	其经
木	青	肝	风	目	怒	弦	酸	筋	胆	足厥阴
火	赤	心	暑	舌	喜	洪	苦	脉	小肠	手少阴
土	黄	脾	湿	口	思	缓	甘	肉	胃	足太阴
金	白	肺	燥	鼻	悲	毛	辛	皮	大肠	手太阴
水	黑	肾	寒	耳	恐	石	咸	骨	三焦、膀胱	足少阴

不同部位的五色变化，其色调也不相同，意义也不同，但其基本原理是一样的，故五色诊法并不完全局限于面部，其内容也较广泛。其他如眼目、皮肤、络脉、爪甲以及舌诊等，都可用五色在面部色诊中举一反三。临证中所见的五色一般是指以某种色调为主的混合色，很少能见到纯粹的黑、白、青、赤、黄。但只要细心观察，通过一段时间的对比总结，总能分辨出主色，再结合不同的部位，以及浮、沉、泽、夭、太过不及，生克顺逆等，就可以推断出体内各种复杂的病理和生理的变化。

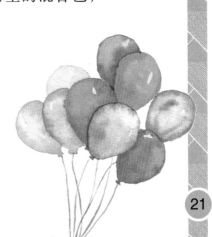

（三）面部五色诊法的原理及意义

中医学认为：不单独心之华在面。其他脏腑之精气，也通过络脉上荣于头面。色泽乃脏腑气血之外荣。五色应脏腑，而脏腑在面部又各有其相对应的分布。脏腑气血之盛衰，邪气对气血之扰乱，都会反映到面部，一方面是因为心为五脏六腑之主，内部脏腑之病变也会间接的通过心反映在面部，另一方面靠脏腑的直接反映。面部色诊的原理就是阴阳五行，藏象经络的理论。

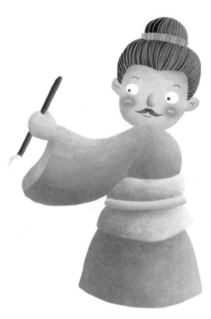

从精、气、神的理论来看，精、气、神三者之间的关系就是色与气、神的关系。五色为阴血，光泽属神气，其形态的显现属精血，其变化运用乃神气，就色与气的关系来讲，色为血色，彰然于皮肤之表，气是指生机，隐含于皮内。色属阴，气属阳，故气与色不可离，气更重要。

总之，望色也是观察其精、气、神，失去神、气，无论何色皆危重矣。

（四）面部五色诊的方法

古代先贤们积累了丰富面诊的经验，并建立了一套非常通俗而简便的面诊方法，根据《望诊遵经》的内容略述如下：

1. 面诊以平旦为宜

此时自然界中阴尽阳生，阴阳中正，同时人体亦志气清灵，阴气未动，阳气未散，气血未乱，络脉调匀，故有疾易显，有偏易诊。人在早晨，不受饮食、工作和各种社会活动以及自然因素变化的影响，气血不易受到外界因素的干扰，所以健康和疾病状态之间的区别也较为明显，也最易在人的面部气色上辨别出邪正的真假。

2. 观色常宜静

定静是指医患之间必须同时进入一种安定且恬静的状态。减少各种外界的刺激，呼吸均匀，血脉平静。此时医者可以神凝一志、细心观察，只有这样方可引申触类，融会贯通。对于面部色诊常会有第三感觉（只可意会不可言传之感觉）。这就需要医者触类旁通，有丰富的个人经验。只有留意观察，才能对面色与其他颜色积累大量的感性认识，就能在头脑中逐步形成判断各种疾病的模糊标准，并认清其临床意义。这就是古人所说的

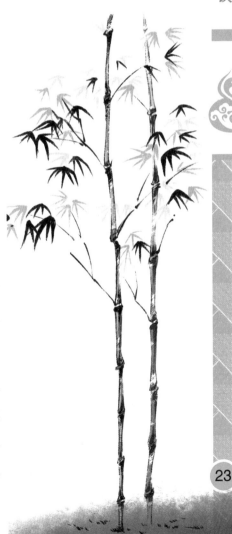

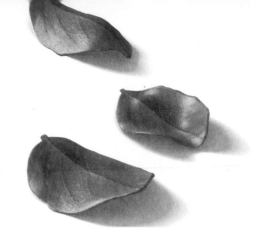

"格物致知""定静生慧"。这就是望色定静识色的意义。

3. 应掌握正常面色的变异

人们的面色各不相同，是很复杂的。每个国家、民族都有他们基本的肤色。如我国许多民族属黄种人，非洲许多民族属黑种人，欧洲许多民族属白种人，有的民族肤色为棕红色。而且由于人的居住地不同，体质、禀赋不同，职业不同，季节昼夜、阴晴和饮食起居的变化，面色也常有生理性变化。如此等等，都是正常肤色，应该与病色区别开来。

4. 应掌握光线的变化

就是排除外在光线的干扰，采用自然光，是面部色诊的最佳光线。《望诊遵经》所讲的四时气色，昼夜阴晴等，除生理因素变化外，也包括光源色调的因素。此外还有像周围环境有色物体的透光与反光，也同样会对观面色时产生一定的影响，所以临床中如不考虑这些客观条件对面部色诊的影响，就

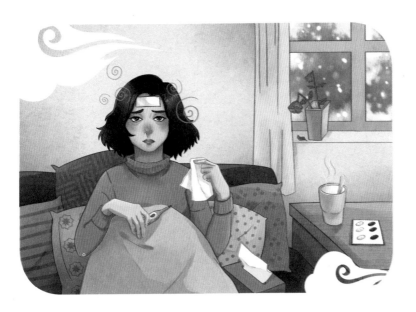

很难做出正确的判断。

5．常色与病色

常色就是指人在正常生理状态时的色泽，主要指的是面部色泽。无论何色，只要其变化应时应位，处处相应，有神气、胃气，便有常色。

常色又有主、客色之分，主色就是指一个人的面色、肤色一生不变。客色就是指一个人的面色、肤色随四时气候的变化和工作环境的改变而有相应的变化。

病色是人体在疾病状态时的面色，除常色之外，其他一切反常的颜色都属于病色。可以从四个方面来认识病色：晦暗枯槁；鲜明暴露；某色独呈；太过不及。不应时应位，皆为病色。

晦暗枯槁，色浊而夭，是面无神气。色贵乎有

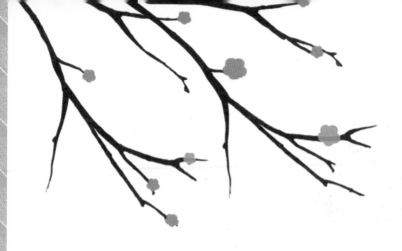

神，以光明润泽为本，反之不但为病，而且说明精气已衰竭，是主死的恶兆。鲜明暴露，色浮泽而清，虽属阳主实，但色无胃气，正气难以持久，久病见之，是胃气衰败，亦主死，

这种真脏之色与真脏之脉具有同样的意义。独呈某色，是与无血色相同，亦属真脏之色见。色之甚、浮、清谓太过，主病在外；色之微、沉、浊谓不及，主病在内。若不应时应位，必因邪气扰乱气血，导致异常。其中先时见为太过，后时见为不及。

6. 五色交错与病色交错的生克顺逆

五色交错，有分见，间见之别。分见是指六部之色彼此不同。如青赤、赤黄、黄白、白黑、黑青分见，是色之相生，为顺；青黄、黄黑、黑赤、赤白、白青分见，是色之相克，为逆。间见是指五色之著，彼此相乘。如青赤、赤黄、黄白、白黑、黑青间见，是色之相生。为顺；反之，与分见同理，则为逆。若病与色相应则正病正色。正病正色，为病色相应，为疾病发展中的正常现象。例如：肝病见青色，是正病正色，若见黑色或赤色，是不相应中的相生之色，也属顺证，若见黄色与白色，是不相应中的相克之色，属逆证。在顺证中，色生病为吉中之顺，病生色为吉中小逆；在逆证中，色克病为凶中之逆，病克色为凶中之顺，余脏按此类推，现列表如下：

面部色诊病色交错表（一）

病色	赤（火）	黑（水）	青（木）	黄（土）	白（金）	（肾病：以此类推）
吉凶	吉中小逆—实邪	吉中之顺—虚邪	正病正色—正邪	凶中之顺—微邪	凶中之逆—贼邪	
顺逆	顺证		顺证		顺证	

面部色诊病色交错表（二）

五脏	五色	色生病（吉中之顺）	病生色（吉中小逆）	病克色（凶中之顺）	色克病（凶中之逆）
肝	青	黑	赤	黄	白
心	赤	青	黄	白	黑
脾	黄	赤	白	黑	青
肺	白	黄	黑	青	赤
肾	黑	白	青	赤	黄

7．五色主病

所谓五色主病，就是见其色而知其病，既要明其色，又要明其病，还要明其色与病之相互间的关系。现列简表如下：

颜色	五行	五脏	主病及机理	特点
青	木	肝	主风：风气通肝，气血不畅 主寒 主痛：气血阻滞 主血瘀	面色青、阵发性、青黑、青紫
红	火	心	主热：实热则血行加快、络脉血液充盈，戴阳证，虚阳外越	满面通红、颧部渐红、面红如妆
黄	土	脾	主湿：湿症，黄疸（阳黄、阴黄） 主虚：脾虚，生化不足，水湿失运	面黄而垢、黄如橘子、黄如烟熏、淡黄消瘦
白	金	肺	主虚：阳虚、气虚、血虚 主脱血：血脉空虚	㿠光、淡白、淡白黄瘦、白而无华
黑	水	肾	主寒：主肾虚（阳虚：血失温养，血行不畅；阴虚：阴虚内热），主水饮，主血瘀	面色鳌黑、黑而干焦、眼眶黑、紫黑

8．望色十法

所谓望诊十法是指望色时要注意分辨浮沉、清浊、微甚、散抟、泽夭。十法在面诊中具有非常重要的意义。

（1）浮是色显于皮肤之间，主病在表。初浮后沉是病由表入里。

（2）沉是色隐于皮肤之内，主病在里。初沉后浮是病由里出表。

（3）清是清而明，其色舒，主病在阳。自清而浊是阳病阴转，其病加重。

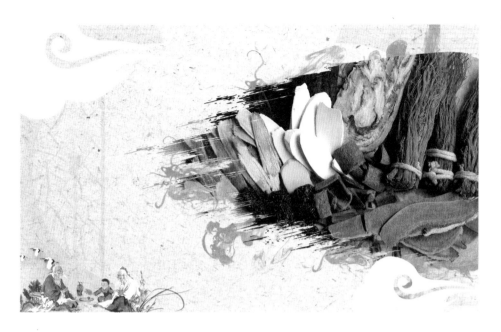

（4）浊是浊而暗，其色惨，主病在阴，自浊而清，是阴病转阳，病在好转。

（5）甚是颜色深浓，主邪气盛。自微而甚，则先虚后实；自甚而微，是先实后虚。

（6）微是颜色浅淡，主正气虚；微者不及，甚者太过。

（7）散者疏离，其色开，主病近将解；先散后抟，病虽近而后聚。

（8）抟者壅滞，其色闭，主病久将聚；先抟后散，病虽久而将解。

（9）泽是气色润泽，主生，将夭而渐转泽者，是精神来复。

（10）夭是气色枯槁，主死，先泽而渐夭者，是血气益衰。

从总体上辨别表里、阴阳、虚实、久近、盛败，是十法的临床意义，但必须与五色诊法合参，才能谈得上色诊。例如：色赤主热，赤而微，主虚热；赤而甚，主实热。微赤而浮是虚热在表；微赤而沉是虚热在里等。合以清浊、抟散、泽夭，错综合参，不但可以推断疾病的性质，而且可推出病位、病势、病机、传变和预后等，只有错综合参才能获得较好的诊断信息。

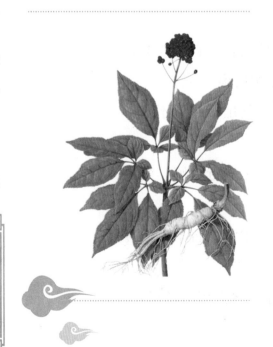

面部诊病法

面色指的是一个人面部皮肤的颜色和光泽，面色是衡量健康的重要指标。面色不好，不仅对个人美观有影响，也代表人的健康状况出了问题。所以，人的身体的健康状况能通过面色反映出来。通过望面还可以看出一个人的心态和年龄。

从面部观测疾病，主要是观察面部的颜色与光泽。颜色指的是色调的变化，而光泽指的是明度的变化。古人把颜色分为五种，即白、黑、青、赤，黄。不同的颜色反映了不同的病症，而润泽情况则反映了机体精气的盛衰。

一、正常面色

人在正常生理状态时面部的色泽就是正常面色，它表示人体脏功能的正常与精神气血津液的充盈。由于精气内含，容光外发，所以健康的人的面

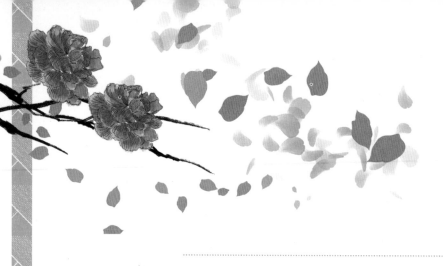

色应是光明润泽的。中国人是黄种人，正常人面色是隐约的红黄，明润含蓄。这就是有神气、有胃气的常色。所谓有神气，即光明润泽；所谓有胃气，即隐约微黄，含蓄不露。由于体质禀赋的不同，有人可能偏白、偏黑、偏红或偏黄；由于生理活动不同，有时面色可能偏白、偏红、偏青等，这些都属于正常面色。

一般健康的人脸色显得红润明快，生气勃勃，而不健康的人，则有失朝气。

二、异常面色

异常面色就是是指病色，即人体在疾病状态时的面色，除上述常色之外其他一切反常的色泽都属于病色。但是，如饮食、赶路、七情等一时的影响，或因职业、工作关系久经日晒，或少见阳光，以及种族、风土等而有所不同，就不属于病色。

根据病色的各种表现，可以预测体内五脏

中医药科普读本 第一辑

五官诊病

六腑的病情变化。古代医者根据大量临床经验，不仅发现白、黑、青、赤、黄五色各与相应脏腑病变异常有关联，而且也反映了一定病邪的性质。由于病情轻重不同，光泽也有不同的变化，所以病色又有善恶之分。以明润含蓄为佳的称为"善色"；若面色憔悴、枯槁，称为"恶色"。

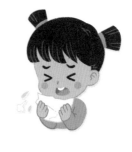

善色代表着虽病而脏腑但精气未衰，神气仍旺，预后多属良好。恶色出现便代表着五脏六腑有所败坏，胃气已竭，精气大亏而神已衰，多预后不佳。善色与恶色在一定条件下能互相转化，透过善色、恶色的转化现象，可以诊断出病情的趋势。由恶色转善，则是病有转机，可能好转痊愈。由善色转恶，是病情加重。

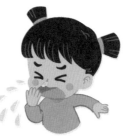

除了可以从面部的光泽和脸色识别

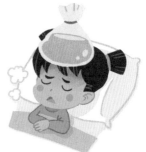

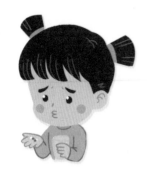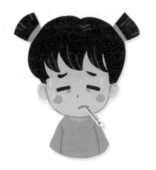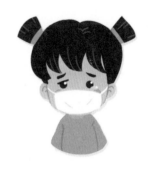

出有无疾病，或病情的轻重之外，在某种程度上还可以判断出病情发作的位置，也就是说，有些疾病可以在其特有的脸色和表情上表现出来的。

望面色对于儿童比成人更为重要。婴幼儿不会言语，即使是年龄较大的儿童通常也不能准确诉说病情，医生常常通过观察儿童的脸色、脸的光泽和表情，就可以大致判断出其所患疾病的轻重，并对症下药。比如，儿童患重病，脸色就会缺少生气，显得憔悴。但有的时候也会遇到虽有高烧、剧痛，但精神却比较好的情况，特别是在晚上遇到婴幼儿患病时，可以根据婴幼儿脸色的光泽和表情的情况，判断出是可以等到第二天清

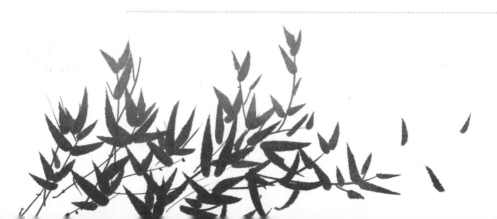

晨再说，还是要迅速带其找医生就诊。

1．面色苍白

白色为气血不荣之候，其主虚证、寒证、脱血。由于耗气失血，气血不充，或寒凝血涩，络脉收缩，皆可导致面色苍白。

面色白而无华，或黄白如鸡皮者，为血虚或失血。面色淡白，多为气虚；㿠光浮肿，或苍白，多为阳虚，若急病中突然面色苍白，伴冷汗淋漓，多为阳气暴脱。面色㿠白，身体紧缩，喜盖厚被，为寒症。里寒的剧烈腹痛，外寒的恶寒战栗，也可见面色苍白。

2．面色发黑

黑色为阴寒水盛之色，主肾虚，痛证、寒证，瘀血和水饮。

颜与颧黑为肾病。眼眶周围发黑，往往是肾虚，或有水饮，或为寒湿下注的带下病。面色黧黑而肌肤甲错，

属瘀血。面黑而暗淡，为阳衰阴盛；黑而干焦，多为肾精久耗，虚火灼阴。心病额见黑色为逆证。

平常人眼下青黑，面色如蒙尘，为将病之兆。面部气色如烟雾，为病将缠身之征。眼角或青或黑，主大病将发。如果前额、两颧、眼眶四周出现褐、

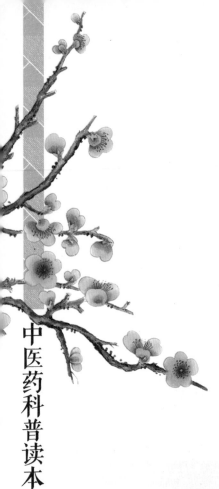

黑色点状色素沉着，又融合成大片，边缘不清，为黑变病，多由于长期接触焦油类物质、铅、砷及汞有毒物所致。慢性肾上腺皮质功能减退，肝硬化、肝癌晚期，都因黑色素增多，脸色变黑，其棕黑色的面容中尚带青灰色，面色暗而无光。女性在妊娠期间，面部和额部可发生棕褐色对称斑块，也称之为妊娠斑。

3．面色发青

青色主寒、痛、惊风和瘀血。由于经脉阻滞，气血不通而成的；亦是皮肤毛细血管收缩所致。

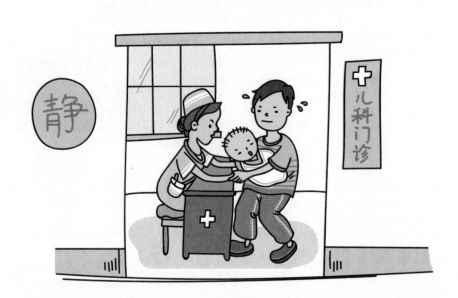

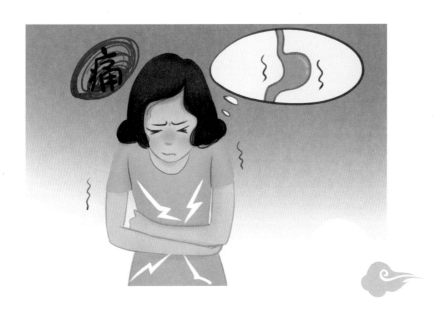

　　肝胆证候，面上常出现青色，如目下颜色青白，伴精神抑郁，手指麻痛，小腿转筋，多为肝虚风；面目青黑，突然不能说话，四肢软弱甚至不能站立的，多为肝虚寒；面部青色，善怒、胁痛、咽干，多为肝实风；面青如草，则为肝之气已绝。

　　面色青灰，口唇青紫，心胸部刺痛，是心阳不振，血行不畅，心血瘀阻。面青带黑，为寒甚痛极。面青而苍白，多属剧痛或休克。小儿夜啼，面色清白，手足俱冷，不思吮乳，曲腰不伸，大便稀溏者，为脾寒之证。

　　小儿高热，面部出现青色，以鼻柱与两眉间及口唇四周易察见，为将发惊风之征。小儿面青而伴抽搐，是热极生风。妇女面青，必肝强脾弱，少食易怒，月经不调。惊恐、受寒、愤怒也会引

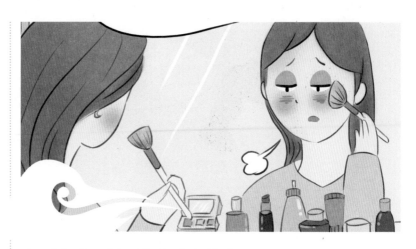

起面色青，但不作为病色论之。

4．面色红赤

赤色主热。赤甚为实热，微赤为虚热。由于有热，血行加快，络脉血液充盈，血色上荣，所以面色赤红。

在饮酒、沐浴、剧烈运动后，或激动、羞愧之时出现的面红耳赤，不属于病色。如果女性怀孕无病，面色红润，左脉大者多为身怀男胎。

女性在就诊时面带妆容，医生就难以正确判断，所以在去医院前不要化妆，洗净脸，保持原色，方便医生检查。

5．面色发黄

黄色为脾虚湿蕴的象征。黄色主湿证、虚证。由于脾胃虚，水湿内停，气血不充，所以面色发黄。

中国、日本等国为黄种人，脸色来就是微黄的，然而，如果有的人的脸色异常的发黄，就可能是肝胆、脾胃的疾病了。

眼部诊病法

眼为视觉器官，属于五官之一，中医学认识到眼睛虽是局部器官，但与全身，特别是与脏腑经络有着密切的关系。目之所以能视万物、辨颜色，全

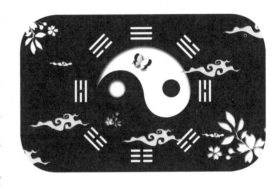

赖五脏六腑之精气的滋养。人体生命活动的物质基础是精气，而眼也是依靠精气的充养，才得神光充沛，视觉正常的。因此，通过望目，就可辨别疾患，亦可观察到五脏六腑的异常，而且望目对某些疾病的诊断具有"见微知著"的意义。

后世医者将眼的各部组织与脏腑功能相应的关系发展成为"五轮学说"。所谓轮，是喻眼珠形圆而转动灵活，如车轮之意。

两眦的血络属心，称为"血轮"。

黑睛属肝，称为"风轮"。

白睛属肺，为"气轮"。

瞳仁属肾，称为"水轮"。

眼胞属脾，称为"肉轮"。

五轮学说，其实质是脏腑分属。

一、望眼神

眼神，是指神在眼的形态、色泽方面的表现。由于目聚"五脏六腑之精气，目系通于脑，为肝之窍、心之使、神之舍"。所以两目最能传神，望神尤应注意望眼神。目的明暗，目色的清浊，眼球转动的灵活与呆滞，瞳仁大小的调节等方面，都能灵活地反映神气的盛衰存亡。

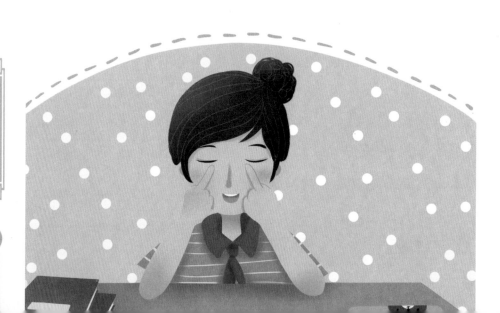

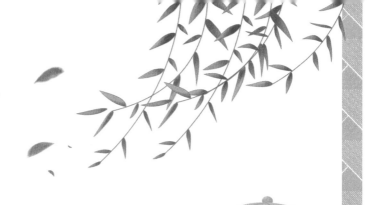

眼神是诊察神气的主要内容。

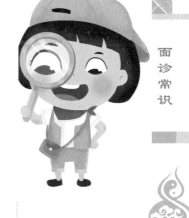

望眼神是望诊中重要的部分，也是中医诊断疾病的第一个步骤。当医生接触病人的时候，要集中精神，经过短暂的观察，就能对病人神气盛衰有一个初步的印象。因为最真的神气是在有意无意之间流露的，这个短暂的观察，应首先注意病人目光神态，所谓奕奕有神，盎然外见，体验一多，便能心领神会。

当然，神气的盛衰还可以表现在气息、言语、声音、饮食、舌象、脉象等诸多方面，要综合诊察，才能做出正确的判断。

1. 得神——目光明亮

神，指神气、精神，是人体生命活动总的外在表现，也包含有"神明""神志"等思维、意识活动。神的物质基础是精气，虽成于先天之精气，但须不断得到后天水谷精气的充养，只有精气充足，才能体健神旺。

得神，就是有神，是人的正常神志。其

41

目睛黑白分明，光彩清莹，明朗润泽。容色精爽，神采内涵，有泪滋润，不燥不涩，视物清晰、正确，是谓眼目有神。正常人若患病，出现上述眼神，加之意识清楚，面色荣润，表情自然，语言清晰，体态正常，呼吸平稳，肌肉不削等，都属于正常神志。体现了机体精、气、血、津液等物质充盛，脏腑经络功能正常，是健康，或虽病但精气未衰，病易治疗，预后良好的征象。

正常神志的表现是多方面的，目光、面色、表情和动态四个方面是最突出的。因为眼睛是人体心灵之窗口；面色是气血流露于外的表现；表情是神志思维活动的体现；形态是气血盛衰

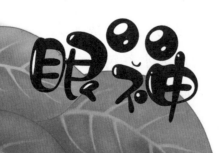

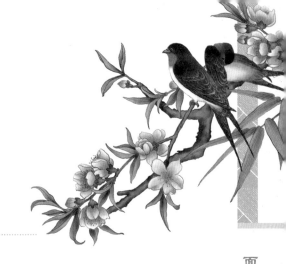

与精神魂魄的综合。

2. 少神——目光晦滞

少神，就是神气不足，它介于失神和得神之间。其两目少神，目光晦滞，加之面色少华，声低气怯，不欲言语，精神不振，思维迟钝，饮食不馨，动作缓慢等，反映了脏腑生理功能的减退和营养物质的不足，是体质虚弱或正气轻度损伤的标志。多见于病后恢复期或病情轻浅的患者，正常人劳累过度之后，也会有这种情形。临床上必须结合病史，仔细观察病变动向，如正常人因禀赋虚弱或劳累过度出现短暂的神气不足，注意调养或稍加休息就能恢复。若长时间的少神，调养无效，趋势愈重者，要警惕潜在疾患；若病后少神，为邪去正气未复，就需要扶正调养。

3. 失神——目光黯淡

失神，又称无神，是患重病的象征。表现为目光黯淡，瞳神呆滞，神情萎靡，身体沉重，反应迟钝，活动迟钝，面色晦暗，语声断续，意识

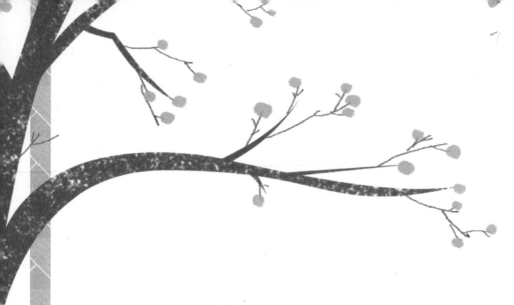

朦胧。表示患者正气大伤，病情深重，精气衰竭，预后不良。

还有一种是由于暴病邪盛，扰乱心神而造成的失神的。其临床表现为神昏谵语，循衣摸床，撮空理线（是指患者意识不清，两手伸向空间，像拿东西的样子，两手向上，食指和拇指不断地捻动），或猝然仆倒，二便失禁，目闭口开。此为内陷心色，邪热鸱张，扰乱神明，邪盛正衰之危候。

4. 假神——回光返照

假神，指的是垂危病人本已失神，而突然出现精神暂时好转的假象。假神时目似有光，但眼球呆滞而不灵活。

有些患者在病情危重时，突然出现病情暂时"好转"的现象。如，病人原来精神极度萎靡，突然的精神转佳，目光转亮；

本来毫无食欲，突然食欲转佳，想吃平时他最喜爱吃的食物；本已语声低微、面色晦暗，突然语言不休，想见亲人，面色泛红如妆等，这在中医术语中又称"除中"，即中气消除之意。

所有这些，都是精气衰竭已极，阴不敛阳，虚阳外越，而表现出精神暂时好转的假象。古人谓之"回光返照"或"残灯复明"。假神提示我们，患者残精外泄、阳无所附，阴阳离决，多濒临危险的境地，应予特别注意，据一般临床观察证实，出现这种假神之后，患者多在 4 ～ 48 小时之内死亡。

假神有时会与失神病人经过抢救治疗后的病情有所好转混淆。为了能准确地估计病情预后，必须全面观察，细致分析。一般说来，假神出现在危重病人身上，它与整个病情发展趋势以及全身症状明显不符，"好转"的征象历时短暂，很快消失，而病情继续恶化。失神患者的情况则是经过积极的治疗后，病情好转，必然与全身情况同步改善。

在患病时，病人的神气由充沛—不足—失神，代表着脏腑精气逐渐亏损，乃至衰竭，病情由轻

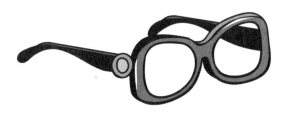

变重。而由失神—不足—神气充沛，则代表脏腑精气逐渐恢复，病势减轻，邪去正复。故临床上观察神气的盛衰存亡变化，对了解病情有着非常重要的意义。

二、望眼色

目部望诊，在临床上是非常重要的。《重订通俗伤寒论》上说："凡病至危，必察两目，视其目色，知病之存亡也，故观目为诊法之首要。"诊察眼目，应该观气色，根据目色的异常，就能了解病变的性质。正常人眼睑结膜与目内外眦红润，角膜无色透明，虹巩膜白色，膜褐色或棕色，两目精彩内含，哭则有泪，转动灵活，神光充沛，视物清晰。平人见之，为精气充盛；病人见之，虽病易治。

鼻部诊病法

鼻，又称之为"明堂"，位居面中，属阳中之阳，为清阳交会之处。鼻为肺窍，为清气出入之门户。其功能为助肺呼吸，主嗅觉，助发音。鼻与肺从生理和病理上都有密切联系。只有肺气清肃，升降调和，才能使鼻窍通利，嗅觉灵敏。

十二经脉与鼻也有密切的联系。比如，分布于鼻翼两旁的禾髎穴、迎香穴属于手阳明大肠经。巨髎穴属于足阳明胃经。鼻根旁的攒竹穴、睛明穴等属于足太阳膀胱经。还有手少阳三焦经、手太阳小肠经、足少阳胆经也都直接抵达鼻根及鼻之近旁。因此，外邪能够通过鼻窍内传入五脏六腑。当五脏六腑发生病理变化时，也会通过经络反映于鼻。所以诊察鼻窍能更好地了解为脏精气之盛衰和疾病预

后之善恶的情况。

鼻的形色诊病，包括望鼻的色泽、形态。要求医生对患者鼻部的皮肤、脉络、色泽形态的变化进行仔细、认真地观察分析，而后做出判断。

一、鼻色诊病

人体脏腑的精华气血，通过鼻显露于外而表现出不一样的色泽。一般健康的正常人的鼻子的特点是，鼻头明，鼻根亮，鼻色明润，鼻黏膜淡红泽润。反之，则为病色。

1. 鼻色白

白色主寒、主虚、主脱血、夺气。鼻色发白为血色无法上荣，大多是因为失血过多。

由于阳气虚衰，血运无力或大失血所导致的血脉空虚，或寒凝经脉，气血不充，血不上荣于鼻而见鼻头色白。临床常见有淡白、苍白、晄白等。如见鼻色白同时伴见全身虚弱，嗜卧，头晕，畏寒，精神怠倦，四肢无力等血虚证，治疗宜补血养血，健脾温中。可选用人参归脾

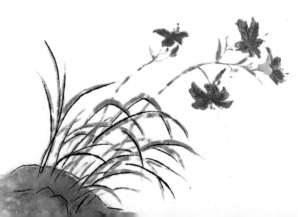

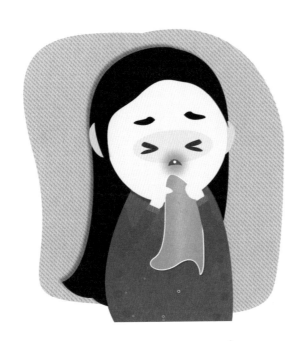

丸内服治之。

若见鼻色白而微润者，则代表有生机。鼻头色白如枯骨者，为肺绝，属恶候。

儿童见鼻头色白，主脾虚泄泻，乳食不化，临床应辨证施治。给予补气健脾，和胃消食。药用党参、山药、白术、焦三仙、鸡内金等。

2．鼻色黑

鼻居面中，属阳中之阳，为清阳交会之处，又为肺窍。当脏腑有病而致阴盛，阳虚，经脉失养，肾精亏耗，血行不畅，水气上泛或瘀血久停，使清阳之气不能上温鼻窍而见鼻色黑。如鼻头微黑，主水气内停。其病因当责之于肺、脾、肾三脏之虚。临床应分别辨明属于何脏之虚，然后进行治疗。鼻黑黄而亮者，内有瘀血。引起血淤的因素大致有寒凝，气虚，气滞等。治疗宜选用桂枝、红花、当归、枳壳、赤芍、黄芪等药。鼻焦枯而色黑，多是因为房劳伤肾。常伴见肾精亏耗之症状。临床宜用益智仁、山药、狗脊、淫羊藿、菟丝子、萸肉等药。女子鼻翼色黑，常为膀胱子宫之病痛；男子鼻翼色黑，多为腹痛，黑色下连人中，多为阴茎睾丸疼痛；鼻孔干燥色黑如烟煤状是阳毒热深；鼻头色黑且微浮而明，如涂羔者，主暴食不洁；鼻尖色黑而冷滑者主阴毒冷极。鼻青冷连颐者，主肺胃气绝，为极危证。如见面色黑而鼻色亮且滋润者可治，鼻色枯槁者难治。

鼻色明润主胃气未伤或胃气来复之征。临床如果见到鼻色黑者，需认真观察后审因，辨证论治。

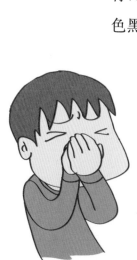

肺气肿、慢性气管炎患者唇鼻色黑，伴见气急、心慌、咳喘、气短，动则喘甚，提示肺病及肾，肺肾两虚，痰饮内停。治宜滋补肺肾之气阴。药用五味子、人参、麦冬、山药、菟丝子等。

慢性肝炎、肝硬化患者，鼻灰黑而黄，是典型的肝病之色，多属于瘀血久停，气阴亏损。治宜活血化瘀，补气软坚。药用青皮、茯苓、山药、别甲、龟板、红花、巴戟天等。

慢性肾炎日久，鼻色黄黑，伴见腰膝酸软，畏寒肢冷，小便不利，乃脾肾阳虚冷极，水色上泛。治宜补肾健脾，温阳利水。

3．鼻色青

青色主寒、主痛、主血瘀、主气滞，惊风等证。青色是气血运行不畅所导致的。凡寒盛而经脉拘急，瘀血内阻，气机不畅，阳虚温运无力，或热盛动风等都可见青色。

临床上鼻头发青的人，多为脾土虚寒，无法温煦濡润于上所致。由阴寒内盛，于脾阳虚，寒凝经脉所致的鼻头青紫，同时还会伴有腹中疼痛等证。如再见到极度怕冷，为中焦阳气竭绝之征。病多难治。如果患者鼻头色青，同时面色发白，形寒肢冷，便溏食少，腹中冷疼，口淡不渴，舌淡苔白滑润的脾阳虚者，治宜温阳散寒，补气健脾，可选附子理中丸治之。若心脏病患者见鼻头青紫，乃是心之阴阳俱虚，气血瘀滞

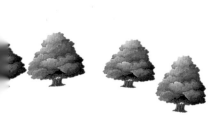
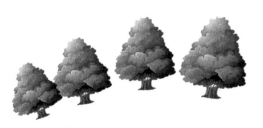

所致。治宜回阳救逆，益气化瘀。如慢性肝炎、肝硬化患者见鼻色青黑，提示气滞日久，瘀血内阻。治宜调理肝脾，补气化瘀。

在对儿童进行望鼻诊病时，一定要注意鼻根部青筋的色泽、形态。若儿童高热并见鼻根、唇周、眉间颜色发青，就要注意预防惊风发生；若是鼻根与颞部筋暴露，面色萎黄淡白不华，则表示体质虚弱，脾肾不足或营养障碍。宜选用健脾益气之药，如茯苓、党参、白术、焦三仙、鸡内金等。

4. 鼻色赤

《素问·刺热篇》中说："脾热病者，鼻先赤"。脾统血，鼻尖属脾，是血脉聚集之处。脾热则血热，血热则鼻准肌肤红赤。或由于风、热、湿邪壅结于肺脾二经，均能致鼻色赤。鼻尖微赤，主脾经虚热。女子如果鼻翼色赤，大如榆荚，主闭经不月。小儿鼻柱红紫易患疖肿

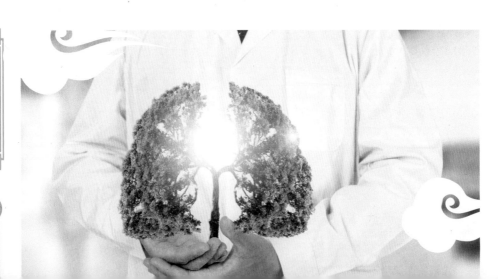

之病。如临床常见的鼻疮、鼻疔、酒皶鼻等病，即为肺脾实热，肺风血热及肠胃湿热内蕴上蒸于鼻而致的以鼻头红赤为主要症状的疾病。关于鼻疔、鼻疮、酒皶鼻详见后篇。

5．鼻色黄

鼻属脾经，黄为脾色，所以脾病会使鼻色发黄。

鼻头色黄，多见于胸中有寒，或里有湿热，小便不利，多属病情危重。治宜疏泄肝胆，清热利湿。药用柴胡、栀子、猪苓、黄芩、滑石等。如系脾胃虚弱，生化无源，水津不能上布，水饮停滞，浊阴上逆而见鼻色黄并且咳嗽，痰稀，不能平卧，胸胁支满，脉沉滑。治宜补气健脾，利水逐饮，药用半夏、白术、茯苓、党参、葶苈子等。

6．鼻孔干燥

鼻干指的是肺窍干燥，主要是因外感燥热之邪，肺胃热盛引起，或津血耗伤所致，也可因粉尘作业，气候干燥等外界因素所导致。治宜用养阴润肺清肺泻热之剂，可用养阴清肺丸治之。

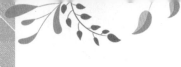

老年人和体虚之人淤热内结或长期营养障碍而致精血亏少，阴伤血燥者，可见鼻干涕少，体瘦，口干唇燥，大便燥结，皮肤干而粗糙，毛发枯槁脱落，舌红少津，脉细涩者。治宜补血润燥，养阴生津。

二、鼻的形态诊病

人体内脏腑气血功能的盛衰能通过鼻的形态反映出来。

1. 鼻之大小

鼻小则说明脏腑功能不足，鼻大说明脏腑功能旺盛。临床中主要提示肺脏功能的不足或旺盛。

2. 准头的丰隆与狭小

准头宽大丰隆者，脏腑之气有余，反之则为不足。

3. 鼻柱溃陷

鼻柱崩溃，眉毛脱落，为麻风病之症状。多为"梅毒病"。

4. 鼻尖红粒，鼻头有丘疹、红斑

或为酒渣鼻。

5. 鼻蛙状

鼻的外形犹如一只青蛙，称蛙状鼻。可见于鼻息肉或先天性脑膜膨出。

6. 鼻尖异常柔软，并伴舌尖伸出口外，两眼距宽，面容痴呆。

提示患有先天性愚型病。

7. 鼻柱坚硬色紫

提示肺经火热，郁结而成，鼻疽病等。

中医药科普读本 第一辑

五官诊病

耳部诊病法

耳司听觉，主平衡，位于头部，是清阳之气上通之处。耳为宗脉之所聚，为心之客窍，肝脉络耳，胆经络于耳，肺经之结穴在耳中，脾不及则会九窍不通。耳又为肾之窍，手足少阳经布于耳，手足太阳经和阳明经亦行于耳之前后。全身各大脉络都聚合于耳。使耳与人体的四肢百骸与五脏六腑都有着密切的联系。五脏六腑的生理功能和病理变化常循经脉反映于耳，相反耳若发生病变，亦循经脉波及所属的脏腑。当某一脏器发生病变时，耳郭上相应的区域会反映出苍白、脱屑、充血、结节、压痛等形态和色泽的改变或听觉的异常。根据这些变化来判断五脏六腑的病变。所以，对耳诊进行更进一步的研究和探讨是非常有必要的。

望耳诊病，是耳诊的一部分，它是通过人的眼睛观察耳壳色泽、形态以及分泌物的变化，然后进行诊断疾病的方法。

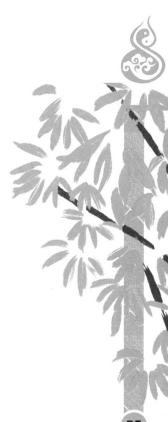

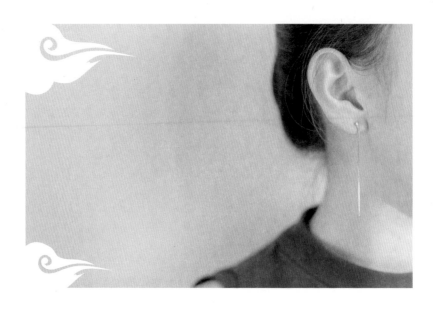

需要注意的是，在望诊时不要过力提拉和擦洗耳郭，防止皮肤变色，甚至把病理反应物擦掉，影响医生诊断的准确性。观察时要在自然光线或充足的灯光下进行。

一、耳色诊病

正常人耳，光泽红润且丰厚。代表着人体健康无病，肾气旺盛。当耳的色泽发生变化时，说明人可能患有疾病。望耳色，无论何色，一般以颜色泽润鲜明为吉，晦暗沉浊为凶。色明为新病，色晦为久病。

1. 耳色白

耳轮色白，多为寒。耳轮色白，而兼有风寒表证时，则为暴受风寒，寒凝络脉，血行迟滞，经脉收缩所导致的。治宜祛风解表为主，可选用辛凉解表或辛温剂治之；如素体阳虚内寒，见耳轮色白肢冷，脉微，便溏，腹疼，舌淡苔白者。治宜温中散寒，可选用附子理中丸治之；如果耳淡白不华为气虚，肺气不利。证见：气短而喘，动则尤甚，治宜补气利肺定喘。可选八仙长寿丸治之；若耳厚色白，并见咳喘，多痰，气短乏力为气虚有痰火。治宜健脾益气，化痰清火，选用党参、半夏、白术、陈皮、川贝等药治之；若耳壳薄而晄白，或苍白无血色，为大失血，或久病气血亏虚，血不上荣于耳。治宜补气生血，可选用当归、白术、熟地、白芍、阿胶、党参、鹿胶等药治之。

2．耳色黑

耳轮色黑，多为痛甚，常见于剧烈疼痛之病症。可因血瘀，寒凝，气滞，虚极，肾水寒极生火或肾阳不足导致气血凝涩，经脉闭阻，不通则痛。耳轮不得阳气之温煦而见色黑。

如耳轮干枯焦黑，多为肾水亏极，可见于久病、重病导致肝肾阴亏，肾阴久耗，肾气竭绝者或温热病后期，气阴俱耗及消渴证之下消。如慢性心力衰竭、肾病后期、肝硬化、脏腑俱病、慢性肝病、肾阴耗竭于下时，耳为肾之窍，耳不得肾水滋养润泽。均可见不同程度

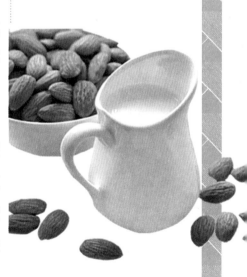

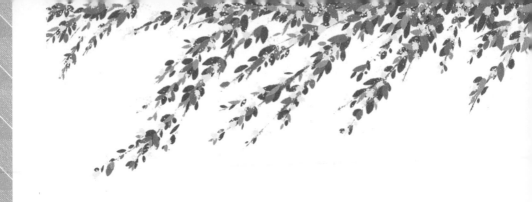

的耳轮焦黑干枯，晦暗之色。此乃肾之本色显露于外，肾气将绝，属病情危重症。治宜滋补肝肾阴亏为主。可选用金匮肾气丸，六味地黄丸治之。

3．耳色青

耳轮青冷，多为惊风，或寒痛。寒为阴邪，其性清冷、凝滞、收引，伤人阳气，阻碍气血运行。耳为清窍，是清阳之气上通之处。感受寒邪后，因寒性阴凝，气血运行不利，血不上荣于耳，阳气亦不得上达温煦于耳，故耳轮青冷。但寒邪滞于何经、何腑、何脏应详加辨证。如寒邪郁于经脉，则见头痛，身痛，咳喘痰稀，形寒肢冷，脉迟缓或紧。宜解表散寒，药用荆芥、桔梗、羌活、杏仁等治之；如寒滞肝脉，则见小腹牵引睾丸坠胀冷痛，或阴囊收缩引痛。舌苔白滑，脉沉弦或迟。治宜暖肝散寒，止疼。

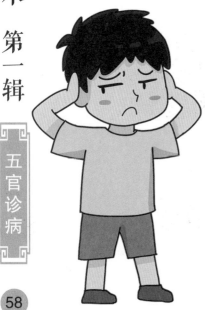

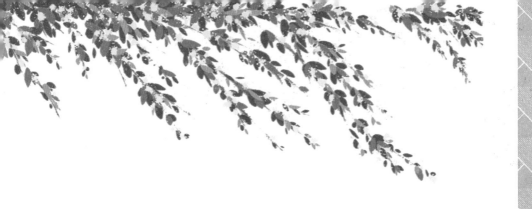

药用茴香枳核丸治之；如寒中于里，损及脾胃之阳，升降失常，运化不利，则见腹痛、遇冷加重，得温则减，口淡不渴，肠鸣，肢冷，呕，泻，舌淡苔白滑，脉沉迟。治宜温中散寒，可用附子理中丸治之。

耳轮青冷也可见于小儿惊风。其病因多为外感时邪。内蕴痰热，及久吐久利，脾虚肝盛等因素引发。小儿急惊风宜用疏风清热、熄风镇惊法。可选用葛根、菖蒲、钩丁、羚羊粉，或用牛黄抱龙丸、紫雪散等治之。慢惊风宜用温中健脾，救逆回阳法。药用白术、人参、龙骨、干姜、牡蛎等药治之。

4．耳色赤

耳轮皮肤微微发红，为风热之邪阻于肌肤，气血不畅，故见耳轮发热而微红或伴耳痒。治疗宜凉血解毒，疏散风热，可选用黄芩、桑叶、防风、栀子等药治之。

耳轮皮肤潮红，伴见耳痒，丘疹，见于婴儿耳部湿疹或奶癣，是由胎热遗毒，结合风、湿、热邪互相阻结，交搏于耳部肌肤所导致的。治宜解毒利湿，疏风清热。宜服犀羚丹，儿童可服五福化毒丹治之。

外用黄柏、青黛、轻粉各9克，煅石膏、蛤粉各18克，共研细粉，涂抹于婴儿湿疹患处。

耳壳红赤为上焦心肺积热，属少阳相火上攻，肝胆湿热及热毒上蒸于耳，可导致"外耳丹毒""耳疱""耳烂"等病证。如见久病耳壳微红者，多为阴虚火动，治宜滋阴降火，可用知柏地黄丸治之。

5. 耳背红络显现

耳背有红纹浮现，多见于儿科。小儿为"纯阳之体"，肌肤幼嫩，纹络易于显露。当感受温毒，风热病邪后，邪正交争，热盛血脉充盈。血液上充，而见耳背红络显露于外。若兼见身热，面赤等症须注意痘疹。若耳背红络明显，耳根发凉。伴有咳嗽，喷嚏，发热，鼻塞，流涕，眼泪汪汪等证为麻疹先兆。治疗在发病初期宜用辛凉透表，疏风

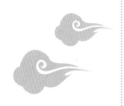

清热。可选用连翘、葛根、升麻、薄荷、牛蒡子等药。病重时分期处理。在见形期多用清热解毒法，选用黄芩、银花、板蓝根、桔梗等药。收没期以甘凉养阴为主，选用桑叶、沙参、麦冬、花粉等治之。

临床常据耳背纹络的纹形、颜色深浅和数量来推断疾病的轻重深浅。耳背纹络如树枝形，分枝多，为有病且重。纹络如竹丫形，分枝少者为无病，或有病亦轻浅。耳背纹络颜色，一般纹红主热在里，为病较轻浅。纹络如网状形，粗细难明，纹多且乱，状如蛛网者为病危。纹青为气滞，血瘀，惊风，纹紫，为热邪内闭。皆为病较深重。纹黑为寒邪内伏，主病危，临证时可作为参考。

二、耳的形态诊病

耳的形态与耳的大小、厚薄、粗细等有关。

正常人耳的形态，肉厚色泽明润。耳厚大者，为形气盛。是肾与其他脏腑气血旺盛的表现，表示健康一般不易生病，寿命较长。

耳小而肉薄者，乃形亏，是肾气

和其他脏腑气血亏虚的外候，易患病，可能寿命较短。

耳轮甲错，提示体内有血瘀，耳郭失荣或为肠痈。

耳轮焦干萎缩，多为肾阴不足骨，肾精亏损，阴津耗伤，可能为糖尿病成尿崩症。

耳郭软骨突起两处以上者，易得癌症。

耳郭肿而红者，多为肝胆两经有热或胃经蕴热。耳前后肿者，提示阳明经中风、即大肠与胃二经中风。

耳轮焦枯如尘垢者，多为体内眼痛，伴耳间色青且血脉凸起。

耳部肿块，形状如羊奶或樱桃者。多为耳痔。其色淡红，肝肾两亏。其色鲜红，多为胆经蕴热。其色暗红，热毒已久，气滞血瘀。

冬季耳轮色紫湿烂者，大多是因为冻疮所导致的。

唇部诊病法

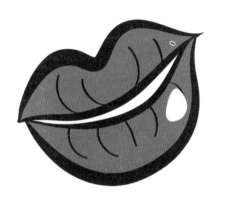

望唇，就是指医生用肉眼观察病人的唇色、形态、润燥及唇部的异常变化，来了解病情，借以诊断整体和局部的病变。中医学在长期的实践中认识到，口唇通过诸多经脉与五脏六腑相关联，尤其与脾的关系最为密切，唇为脾之华表，口为脾之外窍，正如《内经》上所说的："口唇者，脾之官也。"因此，内在脏腑功能正常，津气旺盛上承，则唇口开阖如常且红润光泽；而内脏病变亦必然反映于唇口并影响其功能。所以，望唇有助于了解邪正盛衰、病邪属性及病位所在，以及病情的发展变化。

一、唇色诊病

健康的人的口唇色泽明润发红，说明脾胃健运，血脉调匀，脏腑精气充足。见于孕妇为冲任血盛易产；见于小儿为健康易养；如果病人口唇红润，则疾病易治易愈。下面介绍的是口唇色泽的异常情况。

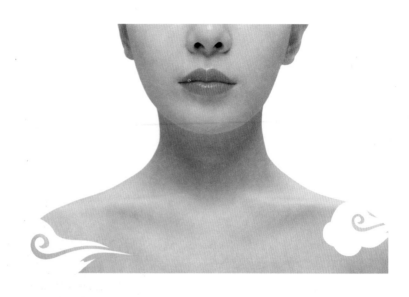

1. 唇色淡白

（1）唇色淡白多为气血不足之象。因化生无权，脾不健运，气血亏虚所致，常见于血虚诸证，相当于现代医学中的各类贫血。治宜益气养血之法，可选用当归、阿胶、熟地、黄芪等物。

（2）若唇色淡白而兼有失眠、心悸、食少乏力等证，为心脾两虚，血不养心所致，常见于怔忡、惊悸、不寐等证。也就是神经衰弱、自主神经紊乱及心脏病患者。治宜补益心脾之法，可选用归脾丸来养血安神。

（3）若唇色淡白而伴有久嗽、咳喘，此为脾肺气虚，肺气失于宣肃，痰湿阻肺所导致。常见于哮喘、咳嗽、肺痿等久病体虚者，相当于现代医学中的慢性支气管扩张、慢性支气管炎、老年性咳喘等疾病。治宜化痰平喘，补益脾肺之法，可选用党参、陈皮、半夏、白术、茯苓等药。

（4）若唇色淡白而伴有畏寒肢冷，腰膝酸软等症，属于寒证。多因脾肾阳虚，不得温煦所致。常见于遗尿、腰痛、阳痿、久泻久痢等病症。治宜助阳益气，温补脾肾之法，可选用金匮肾气丸之类。

（5）若唇色淡白而伴有脘腹冷痛，朝食暮吐者，为脾阳不足，胃气虚弱，虚寒内生之证。常见于呕吐、反胃、胃痛等病证中，相当于现代医学中的胃神经官能症，慢性胃炎，胃、十二指肠溃疡等疾病。治宜温中健脾之法，可选用附子理中丸之类。

（6）若孕妇唇白而干，为体虚血亏之象，多因脾胃素弱，营养不良，饮食不当所导致的。须谨防胎儿发育不良及早产、难产等情况。治

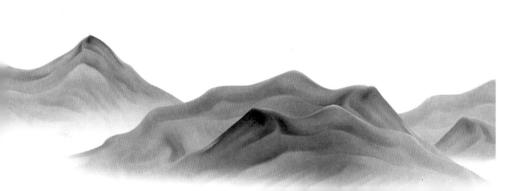

宜健脾和胃，益气养血安胎之法。可选用首乌、熟地、阿胶、杜仲等药，并注意孕期保健，合理膳食。

（7）若唇色苍白如纸并见唇四周有白晕，此为亡血之证，乃因大失血所致。常见于宫外孕破裂，产后大失血，外伤出血，呕血及其他原因的大量出血，应迅速止血救治，并采用益气固脱之法。可选用人参、当归、黄芪、阿胶等药协助治疗。

2. 唇色青黑

唇色青黑，多表示病危难治。

（1）若唇色青黑而见肢厥身冷，神疲踡卧者，多为寒甚冷极或见于痛极之证，预后不良。

（2）若孕妇而见面青唇黑，为气血大亏，难以救治。

（3）若中风病人见口唇青黑相间，身体僵直，口吐白者，则难久于世。

（4）若水气病人腹满胀大，全身浮肿而见唇口发黑，则多主死证。

（5）若唇口青黑，腹痛难忍，呕吐剧烈，并见七窍出血者，为中砒霜之毒，有生命危险。

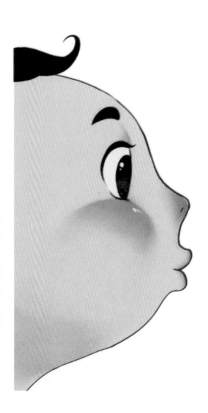

3．唇色青紫

唇色青紫是指口唇出现青淡紫色或青深紫色，多为里证、重证，是内脏阴阳衰弱，气血阻滞的外在表现，多数还会伴有脏腑机能衰退症状。

（1）若口唇青紫而伴有腹痛，肢冷，便溏者，多因脾阳虚弱，胃气虚寒所致。常见于久病体弱，胃肠功能衰败以及慢性消耗性疾病患者。治宜温运脾阳之法，可选用附子理中丸。

（2）若口唇青微紫并见面色黧黑，虚喘腰酸而手足不温者，多因肾阳不足，命门火衰所致。常见于多种疾病的危重期阴寒内盛，全身机能濒于衰竭的患者。治宜温肾散寒助阳之法，可选用炙甘草、附子、干姜、肉桂等药。

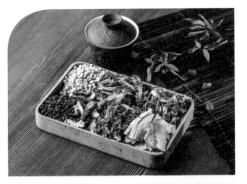

（3）若口唇青紫而伴有喘嗽，痰鸣，不得平卧，咳吐痰涎者，多因痰浊阻肺，肺气不得宣肃，百脉不畅所

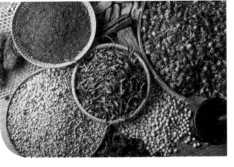

致。常见于肺脏病证或脾肺双病久治不愈者，也就是肺气肿、慢性支气管炎等病。治宜降气化痰，健脾利湿之法，可选用细辛、茯苓、干姜、半夏等药。

（4）口唇青紫或淡紫而伴有胸闷，心慌，刺痛，舌黯，为气滞血瘀，心脉瘀阻，气血不能上荣所致。唇色淡紫者偏于气滞；深紫者重在血瘀。常见于胸痹、心痛等证，也就是冠心病或心胸部位的多种疾患。治宜行气活血，化瘀通脉之法，可选用瓜蒌、半夏、薤白、红花、桃仁、川芎等药。

4. 唇色红赤

（1）唇色嫩红或鲜红，为阴虚火旺之证。多因热病后期或脏腑功能失调，津液不足，虚热内生，蒸腾于上所致。常见于内伤发热、温热病、虚劳、肺痨等证。也就是急性传染病恢复期、结核病及肿瘤等疾病的表现。治宜滋阴清热之法。可选用知柏地黄丸或六味地黄丸等。

（2）唇色深红而干，为实热证之象。多因外感热邪或脏腑热盛所致。常见于温热病极期，口渴、烦躁、高热阶段，或见于心、胃、肺、肝等脏腑火热证，如急性传染病初、中期，流感发热，胃热呕吐，

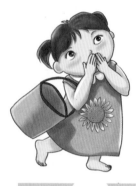

肺热咳嗽，肝热头痛，热结便秘及中暑、癫狂等病证。治宜清热解毒，清泻里热。可根据病变部位及程度酌情选用黄芩、黄连、大黄、栀子、连翘等药；或用三黄片、牛黄解毒片、黄连上清丸、龙胆泻肝丸和导赤片等中成药。

（3）唇色红绛，为血分有热之象。多因温病热入营血或内热亢盛波及血分所致。常见于温热病中后期，热邪深入。血热发斑，或见吐衄出血；或心肝热盛，目赤鼻衄等。治宜清热凉血止血之法，可选用生地、犀角、玄参、白茅根等，或选用龙胆泻肝丸、紫雪散等。

（4）若唇如樱桃红色，并见昏迷者，为煤气

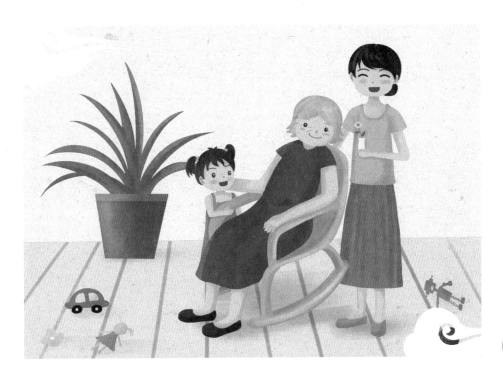

中毒之征象。应马上将患者移至通风处，注意保暖，并迅速送往医院进行救治。

二、唇的形态诊病

唇的形态变化，提示着体内有疾病存在。

唇偏举者脾偏倾，易患胸腹胀满之病。

妇人唇红而厚者，为冲脉气血旺盛，身体健康之征象。

唇的肌肉坚韧，说明脾脏坚实，脏腑功能良好。

唇薄似有笑状者，内痛将危之兆。

唇肿，提示患有温热病，毒火炽盛，病气实，邪气盛。

上唇厚大，下唇细小者，提示此人易腹胀满。

唇及人中满者，三日死，为将死之兆。

唇肿胀而色白者，提示脾的功能衰竭。

唇无纹而黑者，提示脾脏功能衰败，乃属危候。

唇裂，提示津液亏乏，燥气盛。

唇缩小，而口流涎者，脾虚气冷之征。唇萎则形气虚。

口唇及口角糜烂者，提示肺、心、肾经有火或缺乏核黄素。

唇颤动不能自禁者，多为血虚风动或为脾虚血燥，唇失濡养或为胃火生风，上扰口唇。

口唇歪斜，为络脉空虚，风邪入面之症。

口唇水肿，常见脾肾气虚，水湿泛滥之症或局部过敏，局部炎症。

舌部诊病法

舌诊，是头面望诊重要的组成部分。舌诊是随着中医学的发展而逐步形成的一种独特的诊断方法。临床实践证明，在中医诊断方面，舌诊有很大的价值，尤其在热性病的诊断上，其意义更具有重要性。

舌，不仅是一个调声音、辨滋味、拌食物的器官，更与脏腑经络有着密切的联系。舌为心之窍，脾胃之外候。舌质的血络极为丰富，是多气多血的器官，与心主血脉的功能相关。同时，舌的味觉非常丰富，可以帮助脾胃消化食物。食物是人体的营养物质，是气血生化的源泉，所以，通过舌诊，能窥测到人体内部的各种变化。诸如脏腑之虚实，津液之亏盈，气血之盛衰，病情之深浅，等等。另外，根据生物全息律的观点，任何局部都近似于整体的缩影，舌也不例外，所以古人有舌体应内脏部位之说。据历代中医典籍记载，脏腑病变反映于舌面，其分布具有一定的规律。其中比较一致的说法是：

舌尖多反映上焦心肺病变。

舌中部多反映中焦脾胃病变。

舌根部多反映下焦肾的病变。

舌两侧多反映肝胆的病变。

舌诊脏腑部位分属图

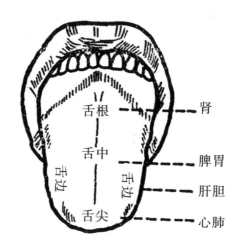

一、正常舌象

舌诊，主要是通过舌的望诊来观察舌苔和舌质两个方面的变化。舌苔，是舌体上附着的一层苔状物；舌质，又称舌体，是舌之本体肌肉脉络组织。舌苔和舌质的综合变化，就是舌象。

正常的舌象是：舌色淡红、鲜明，舌质滋润，舌体大小适中，柔软灵活；舌苔均匀，薄白而润。简称为"淡红舌薄白苔"。这是绝大多数健康的正常人的舌象表现。它提示人的脏腑机能正常，气血津液充盈，胃气旺盛。

舌在口中，像是内脏的一面镜子，能灵敏地反映机体内部的异常，舌象可以在还没有任何临床症状时，就已有了某些变化，所以，舌象的异常及变化，可作为诊断疾病前期征象的依据。

二、异常舌象

临床舌诊，主要是分辨病理舌象和正常舌象，若疾病变得严重，则舌象上就会有特殊的变化，应该注意审察。

影响舌象的主要外界因素，一是饮食，二是光线。因为各种有色的饮食或药物，会使舌苔着色，如豆浆、牛奶等可使舌苔变厚、变白；橘子、蛋黄等可将舌苔染成黄色；各种黑褐色食品如巧克力可将舌苔染成黑色、灰色等。所以望舌时，如果发现异常，可询问病人的饮食，不要轻易地将这些作为异常的舌象，要有所鉴别，免得影响正常诊断；此外，在望舌时其光线以白天室内近窗的自然光线为宜，病人应面向窗口，不要背光。

1. 舌质颜色异常

舌色，就是舌质的颜色。有淡白舌、

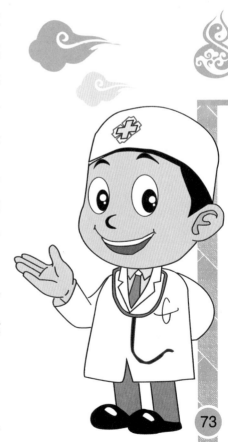

红舌、绛舌、青紫舌四种。

（1）淡白舌

淡白舌是指舌质的颜色比正常的舌质的颜色浅，白色偏多而红色少，甚至全舌无血色。多由血量减少，血液亏虚，血色降低，或心阳衰微，化生阴血的功能减弱，推动血液运行出现障碍，致使血液无法上荣于舌，而使舌色浅淡。

淡白舌，主寒证、虚证或气血两亏证。如舌淡白稍胖嫩，或有齿痕，多为阳气虚衰；舌淡白而稍小，多属气血两虚。

（2）红舌

是指舌色鲜红，比正常人的淡红舌颜色深，称为红舌。多因气盛血涌，邪热充盛，充盈舌体脉络呈鲜红色。

红舌，主热证。其有虚热、实热之分。若舌色鲜红有芒刺，或兼黄厚苔，属实热证，多是因为风寒之邪入里化热或外感温热邪气，或脏腑机能亢盛，火热内生所致。若舌色鲜红有裂纹，或少苔、无苔，则属虚热证，如慢性消耗性疾病。

（3）绛舌

绛，就是深红色。比红舌颜色更深、更浓，

被称为绛舌。绛舌形成的原因与红舌一样，多为煎熬营血，火热亢盛，血液浓缩，颜色变深，故成深红色。

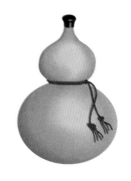

绛舌，主热盛。在内伤杂病和外感中均可出现。属内伤杂病者，为阴虚火旺，红绛色颜色越深，表明热邪越重；属外感病者，为温热之邪进入营血。舌质由绛转红，再变淡红，是热退病轻之象；反之，舌质由淡红舌发展成红舌，再转变为绛舌，是热势渐增，病情加重之征。

（4）青紫舌

舌质呈现青紫色时，称之为青紫舌。青紫舌有很多种：如淡白舌泛现青紫色，称为淡青紫舌；红绛舌泛现青紫色，称为绛紫舌；若舌色如皮肤上暴露之"青筋"，全无血色，称为青舌；舌上局部出现青紫色斑点，不高于舌面，大小不一，称为"瘀点舌"，或"瘀斑舌"。

青紫舌多由阴寒内盛，气血不畅，血脉瘀滞，或因热毒炽盛、深入营血、营阴受灼，气血不畅，亦可因暴力外伤，气滞不通，瘀血内阻所致。

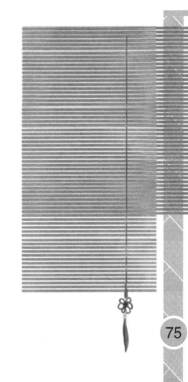

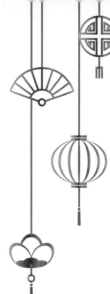

青紫舌主病有寒热之分，多由瘀血凝滞、气血不畅所致。若舌淡紫而润，系阴寒内盛；舌绛紫而深，干枯少津，多属热毒炽盛；舌色紫暗，为瘀血内滞之征。如局部舌见紫斑、瘀点，其病血瘀较轻；全舌青紫，其病血瘀较重。病点、瘀斑见于舌尖，主心血瘀阻，见于舌边，是肝郁血瘀；舌中紫暗，多主瘀阻胃络。

2. 舌苔颜色异常

舌苔，为舌体上面散布的一层苔垢。正常舌苔是由脾胃之胃津上潮，生气上熏，凝聚于舌面所生。病理舌苔也与胃气之上升有关，但往往因病变而挟有食浊之气，诸病邪气上泛而成。由于患者的胃气有强弱，病邪有寒热，故可形成多种病理性舌苔。

舌苔颜色的变化，主要有黄苔、白苔、灰苔、黑苔四种。观察苔色的同时，还必须结合观察苔质，即舌苔的质地，包括苔之润燥、厚薄、腐腻、剥落等，才能正确判断疾病。

（1）黄苔

黄苔，有淡黄、深黄和焦黄之分。淡黄苔，又称为微黄苔，多由薄白苔转化而来；深黄苔，又称正黄苔，苔色黄而略深厚；焦黄苔，又称老黄苔，是正黄色中央有灰褐色。黄苔多分布于舌中，也可布满全舌，多因病邪入里，邪正化热，脏腑内热，胃气挟邪热上泛，重灼于舌而成。

黄苔，主热证、里证。如薄白苔中兼黄苔，叫黄白相兼苔，是外感表证，化热入里，但尚未完全入里的表现。

如苔薄黄而干，为邪热不甚，但津液已伤；薄黄而润，是邪初入里，热未伤津。

如舌苔厚黄干燥，主高热伤津。苔黄而腻，为湿热蕴结，重结于舌；厚黄而润，是内蕴湿热。

舌苔焦黄干裂，多为邪热炽盛，津液枯涸之证。

总而言之，淡黄为热轻，深黄为热重，焦黄为

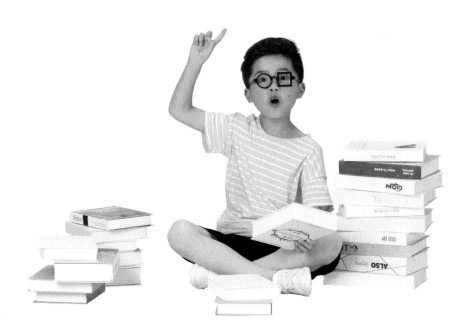

热结；苔色越黄，邪热愈重。

（2）白苔

白苔有薄厚之分。舌上薄薄分布一层白色舌苔，透过舌苔之间，仍可看到未全遮盖的舌质者，称为薄白苔。苔色呈粉白色或乳白色，舌中根部较厚，边尖稍薄，舌质被舌苔遮盖而不被透出者，称为厚白苔。

薄白苔，是正常舌苔的表现。也可见于外感表证初起，或各种内伤杂病病情轻浅，体内无明显热象者。在外感病中，若见苔薄白而微干，舌边、尖稍红，多为风热表证；薄白而滑，多为外感寒湿；薄白而润苔，舌质颜色正常，多为风寒表证。

厚白苔，苔厚白滑或腻，多主痰湿，食浊内阻。若舌苔厚白而干者，常为痰浊上泛，热伤津液。若苔白厚若积粉，揶之不燥，

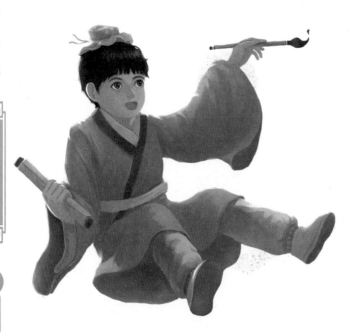

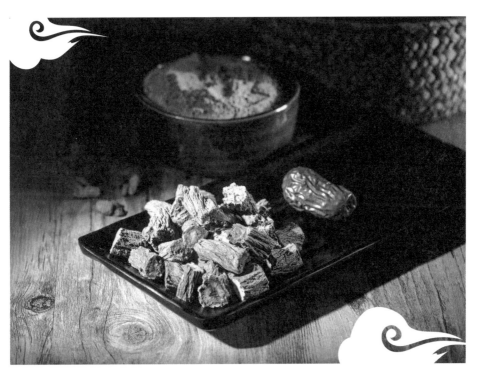

多由外感秽浊邪气，热毒内盛所致，常见于瘟疫或内痈。若见白腐苔，主痰浊内停，胃浊蕴热。

（3）灰黑苔

灰苔与黑苔同类。灰苔，即浅黑苔。二者只是颜色深浅之差别，所以并称为灰黑苔。若舌苔是灰黑色，代表着病情比较严重。黑为肾之本色，肾阳虚衰，里寒之极，寒水上泛，故舌苔灰黑而润；如里热极盛，肾水不能克火，反被里热炽灼重化，则舌苔灰黑而干。

灰黑苔，主里热、里寒之重证，苔色越黑，病情越重。舌苔黑而干燥，还可结合出现在哪个

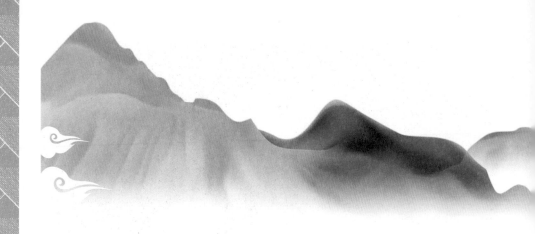

部位以定脏腑。如全舌布满黑苔，是热邪弥漫，脏腑热盛之证；舌尖灰黑，多是心肺火灼，心火自焚；舌中苔黑干燥，多是胃肠热极，或胃将败坏，或肠中燥屎；舌根苔黑，为热在下焦肝肾。

3. 胖大舌

舌体比正常的舌体大，轻则厚大异常，重则胀塞满口，不能动弹，称为胖大舌。胖大舌大多因津液输布失常，使舌内有过多水湿停积所导致。亦有因酒毒、热毒致使气血上壅，而使舌体胖大者。

舌体胖大主病有四：一是水湿痰饮；二是酒毒冲逆；三是血热上壅；四是中毒血瘀。

胖大舌常伴有牙齿压迫的痕迹，又称齿痕舌。其临床多主肺虚或水湿内盛。

4. 瘦薄舌

舌体比正常舌体瘦小面薄，称为瘦薄舌，多因气血阴液不足，全身营养不良，舌体失去濡润

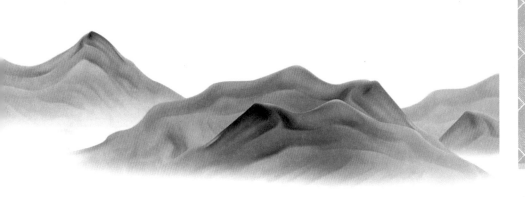

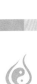

充养，舌肌萎缩而致。

如舌色淡白，舌体瘦薄，多见于久病气血两虚。舌色红绛，舌体瘦薄，舌干少苔或无苔，多见于阴虚火旺。

5. 裂纹舌

舌面上出现了多种形状的裂沟、裂纹，多少不等，深浅不一，称之为裂纹舌。舌上裂纹可见于舌前半部或舌尖两侧缘处，亦可见于全舌面。裂纹舌主要是因为阴津耗损，精血亏虚，舌体失养，使舌面萎缩而导致的。

若舌红绛而有裂纹，少苔或无苔，多见于内伤杂病阴虚火旺，或外感热病后期，热盛伤阴。若舌色淡白，舌体胖嫩，或舌有裂纹，舌质不干，多见于气血不足，或脾胃气虚。

此外，先天禀赋也能形成裂纹舌，要注意同病理性裂纹舌区分开来。在健康人中大约有

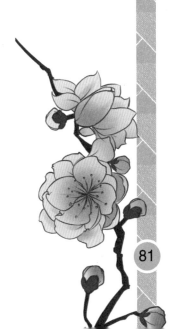

0.5%的人在舌面上有横向、纵向的裂纹，称先天性舌裂。其舌体灵动，舌色荣润，没有任何不适之感，患病时，裂纹也没有变化。由疾病导致的裂纹舌，多出现在患病的过程中，大多数在病情好转后，裂纹才会逐渐变浅或消失。

6．颤动舌

伸舌时，舌体不由自主地震颤、抖动，称之为颤动舌。舌颤动是动风的表现之一。凡气血虚衰，阴液亏损，舌失濡养而无力平稳伸展舌体，或热盛动风，肝阳亢逆化风，"风胜则动"，致使舌体颤动。

舌体颤动，无论是久病常颤，或是暴病突见，皆是由肝脏引起的。久病舌体蠕蠕微动，多是气血两虚；外感温热病，突然舌体习习煽动，多是热邪极盛，肝风内动。

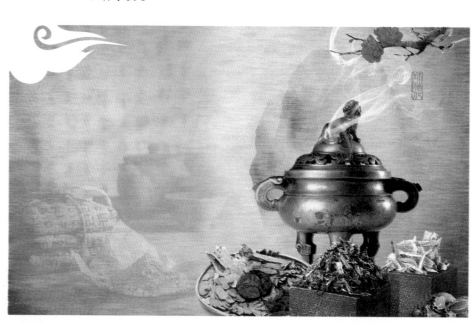

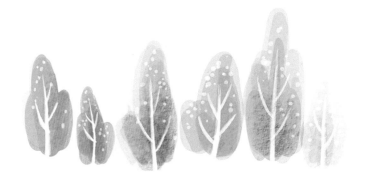

7. 镜面舌与地图舌

舌苔不同程度地脱落，脱落处光滑无苔，称为剥落苔。根据舌苔剥落范围大小和剥落的部位，名称也不相同。若全舌之苔骤然退去，不再复生，舌面光洁如镜者，称为镜面舌。若舌苔剥落呈地图状，边缘凸起，部位时有转移者，称为地图舌。舌苔剥落是胃气、胃阴不足或气血两虚，不能上承以缘生新苔所致。

镜面舌多在重病阶段出现，提示肾阴干涸，伤阴严重，胃无生发之气，是剥苔中最为严重的一种。据现代医学研究，凡消化吸收障碍，血浆蛋白低下，严重缺乏多种维生素，钠、钾、氯等电解质紊乱，各种贫血症的晚期阶段，都会导致镜面舌出现。

地图舌是剥苔的一种，多为阴虚，或与过敏体质有关，但也有先天性原因。

三、舌诊意义

舌诊是中医诊断中非常重要的方法之一，是

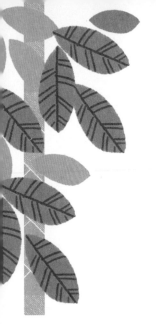

获得临床资料的有效手段。舌诊对疾病的辨证诊断，有如下几方面的意义：

1. 判断正气盛衰

望舌苔可以测知胃气之存亡，望舌质可以了解气血之盛衰。大抵而言，舌面有苔，是胃有生气；舌光无苔，乃胃气衰败；舌质红润为气血旺盛；舌质淡白为气血虚衰；舌苔、舌质滋润，为津液充足；舌苔、舌质干燥，为津液亏虚；舌苔腻浊，病多实证；舌质坚敛苍老，舌色深浓；舌体浮胖娇嫩，舌色浅淡，舌苔剥脱，少苔或无苔，病多虚证。

2. 分析病位浅深

通过对舌苔的厚薄的观察，可以诊察六淫邪气的深浅轻重。一般来说，舌苔薄的，病邪多在体表，病情轻浅；舌苔厚的，为病邪入里，病情较重；若是舌绛而无苔，多为热入营血，病情更为深重。

3. 区别病邪性质

一般情况下，苔白多寒，苔黄为热，苔腻湿盛，苔腐为食积痰浊；舌质淡属寒、属虚，舌质红属热，舌质绛为热甚，舌质紫暗为血瘀等。

4. 推断病势进退

通常情况下，舌质由淡变红、变绛、变青紫；舌苔由白转黄、变灰、化黑，都表示病变由表入里，由单纯变复杂，由轻转重，病势进展。反之，则病势渐减，疾病向愈。

五官识病

WUGUAN
SHI BING

望面识病

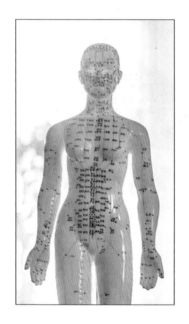

健康的人都是面容润泽，表情自如，一派生气勃勃的样子。而人若缺少朝气，面带病容，面部有异常颜色出现，这被称之为"病色"。有的疾病会使人面如土色或发青，脸都浮肿，两颊凹陷，讲话也有气无力，给人以重病感；有的疾病还可使病人呈现特征性表情与面容。因此，从一个人的表情与面容给人的印象当中，大致就能判断出此人是否患病，或所患病情的轻与重。

一、脸面肿胀

◎腮部漫肿

儿童一侧或两侧耳下腮部漫肿、疼痛，常伴有发烧，为流行性腮腺炎，俗称"痄腮"。痄腮皮色不变，软肿，不会化脓，但有传染性。本病一年四季都可发生，冬春易于流行。

【疗法指南】

证轻者可服用板蓝根冲剂、银翘解毒片，重证宜用软坚散结、清热解毒的方药。腮颌肿胀约 4 ~ 5 天开始消退，整个病程约 1 ~ 2 周。

◎浮肿

面部的皮下组织是很疏松的，容易形成水肿。中医学将水肿分为"阴水"和"阳水"两类。阴水指在下在内，为久病，发病缓，病程长，恢复慢。多面浮身肿，腰以下为甚，按之凹陷不起。常由饮食劳倦，房事过度，损伤正气所致。阳水指在上在外，为新病，起病急，病程短，恢复快，常先从眼睑浮肿，继则延及四肢、头面以及全身。多由感受水气、风邪所导致。

现代医学认为面部浮肿常常与心、肾、肝脏的疾病有关。在患有慢性腹泻与营养不良时，脸部也可以出现浮肿。

水肿时忌食辛辣、烟、酒等刺激物品。水肿初期，应该吃无盐的食物。有所改善后逐渐改为低盐，最后恢复正常饮食。但营养不良的人，饮食稍淡即可，不必过于强调忌盐。另外，还要注意摄生，按时起居，预防感冒，不宜过度疲劳。

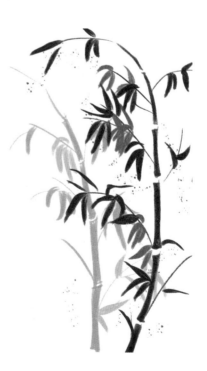

轻度水肿和肥胖差不多。要想区分开来，可以用手指按压眉间或额部，这里皮肤薄，基底骨平坦，如果按出凹陷不能很快恢复，就是水肿。也可观其上眼睑，如上睑缘增厚，应确认为水肿。

【疗法指南】

治疗上根据不同病情可用利尿、发汗、攻逐、温肾、健脾、活血化瘀等方法。

◎发颐

是指热病后余毒结于颐颌间引起的急性化脓性疾病。其临床特点是常发生于热病后期，多一侧发病，颐颌部肿胀疼痛，张口受限，全身症状明显，重者可发生内陷。

【疗法指南】

治疗除外敷清热解毒药外，也可内服用板蓝根

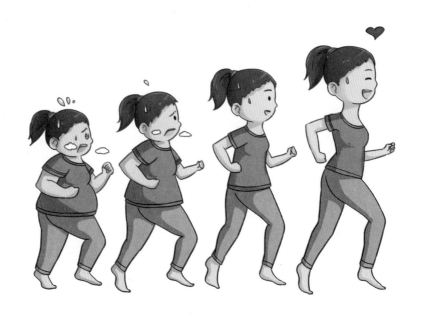

冲剂、犀黄丸或醒消丸，严重时需要手术切开排脓。

◎大头瘟

头面红赤肿大，两眼如线，甚则耳聋、咽痛，称为"大头瘟"。

大头瘟是因感受天行邪毒侵犯三阳经络而引起的以头面焮红肿痛、发热为主要特征的瘟疫病。多发于冬、春两季。当人体虚热时，易感邪发病。可先有短暂的恶寒发热，后相继出现高热烦躁、口渴引饮、咽喉疼痛等症状。与此同时，邪毒攻头窜面，而致头面红肿疼痛，甚则溃烂。该病具有较强的传染性，属于瘟疫范围。

【疗法指南】

治疗宜用清热解毒法，内服黄芩、黄连、板蓝根、薄荷、僵蚕、桔梗、升麻等。或外敷三黄二香散、水仙膏（水仙花根捣如膏）。

二、面消颧耸

人在病重或濒临死亡时，面部常会呈现出一种特殊的形态，这就是所谓的"死相"。

因皮下脂肪的消失，或由于营养不良和衰弱而消瘦衰老，都会使面貌出现严重干枯的现象。这种情况在医学称为"恶液质"。

眼窝和太阳穴凹陷，鼻梁和颧弓峭耸，嘴

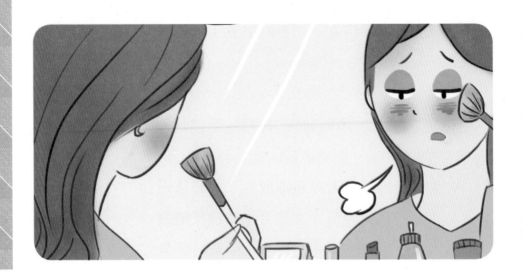

唇松弛，耳呈铅色发凉，面部呈土色或棕黑。出现这种情况大多是肝病晚期或癌症晚期。

在患巨大的卵巢肿和急性腹膜炎时也有此现象。急性腹膜炎是由于体液分布异常，脱水，血液循环障碍等引起。这时面部虽略呈"死相"，但实际上并不会很快有生命危险。

三、眼边黑窝

在女性在月经期间，或熬夜和疲惫之后，眼睛下边大多会出现黑眼窝。如果女性每次月经时都出现黑眼窝，只要其月经量正常，就无须过虑。但是如果是由于疲劳而引起，那就要引起重视了。因为疲劳和倦怠是一切疾病的开始。也就是说，由于疲劳后，体力减弱，容易感染细菌和病毒，以致成疾。因此，当因疲劳而出现黑眼窝时，可能是某种疾病的前兆，需要引起注意。

人在得病后常会感到疲乏倦怠，一般大家都会选择休息以恢复精神，但却容易忽视是否因患有神经衰弱和身心上的疾病而出现疲倦的现象。

失眠的人，可能是因为身体哪个部位发痒和疼痛，或者是因为痢疾、动脉硬化、高血压、老年性精神病等疾病所造成的。此时若能将相关的疾病治好，失眠的问题自然也就解决了。不过，如果其本人的生活是规律的，而且并没有睡眠不足或失眠的情况，却还是出现黑眼窝，这时就需要检查一下是否潜藏着肝脏病、甲状腺内分泌疾病或癌症。即使检查后没有患病，也还是需要注意休息以及补充营养。

四、口眼歪斜

◎面瘫

面瘫又称为面神经炎或面神经麻痹，是以面部表情肌群运动功能障碍为主要特征的一种疾病。它是一种常见病、多发病，不受年龄限制。一般症状

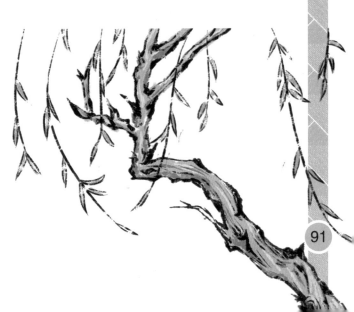

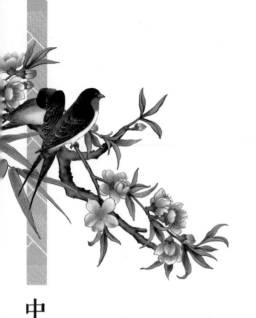

是口眼歪斜，患者往往连最基本的抬眉、闭眼、鼓嘴等动作都无法完成。

面瘫发病突然，患者睡醒时，发现面部一侧麻木、板滞、松弛，继而出现口眼歪斜。症状还有流泪，眼睑闭合不止，患侧面部表情动作消失，吃饭时漏饭、漏水，说话发音不清，额纹消失。人中沟也偏向一侧。有的病人开始时耳后、耳下及面部疼痛，还会出现面部感觉减退，患侧味觉障碍。面瘫病多发于冬、春两季，可发生于任何年龄阶段，患者常见有局部受风着凉的病史，也有人在感冒后发生。

【疗法指南】

中医学认为，面瘫多由脉络空虚、风邪袭络所致，患了面瘫越早治疗效果越好。内服中药，兼用针刺、穴位敷贴等综合疗法，能促进局部炎症、水肿及早消退，并促进神经功能的恢复。

◎中风后遗症口眼歪斜

若是突然跌倒，不省人事，并伴有口眼歪斜、语言不利、半身不遂，或没有昏迷跌倒，只是口眼歪斜、半身不遂，这是急性脑血管疾病。因为急性脑血管疾病发病急骤，故又称脑血管意外或卒中。也就是中医所说的"中风"。本病主要包括缺血性脑血管疾病和出血性脑血管疾病。这种病病残率和死亡率非常高，是老年人三大死因之一。病因主要是脑动脉硬化，长期高血压，心肌梗死，慢性风湿性心脏病，加之饮酒饱食，或忧思恼怒，或外感风寒等。

本病多发于四十岁以上的人，阴气自半，气血渐衰，偶因将息失宜，或情志所伤是发病的诱因，有如巍峨大厦，而基础不固，一遇大风，则颓然崩倒。一旦中风，是很难治愈的。尤其卒中昏迷，预后不佳；后遗诸证亦往往不能短期恢复，且有复发的可能，如复发病情加重则预后更差。因此，在中风前，若有预兆，如经常出现眩晕、头痛、肢麻，以及一时性语言不利等，一定要多加注意。

【疗法指南】

除生活上调摄外，同时应针对病因给以药物防治。平时进行适当的锻炼，如气功、太极拳等，以增强体质，提高防治效果。

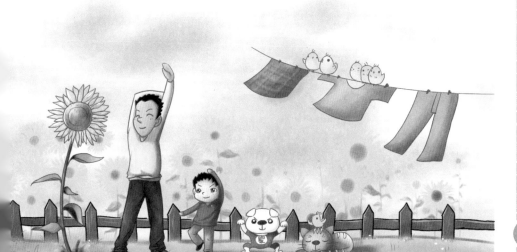

五、面部表情异常

面部表情能表达人的心理状态。开心时，表情开朗；难过时，表情阴沉。

若是额头出现皱纹，面部表情痛苦，这常因有牙痛、头痛、面部神经痛，或身体其他部位疼痛所导致的。

如果在喜、怒、哀、乐时全然无表情，或反之表现得异常强烈时，很有可能是患有精神疾病。从一个人的面部表情与相貌上大致可以诊断出这个人是否患有严重的精神病和神经官能症。有些平时看起来非常阴沉，而且很少与他人交流的人，极有可能是患有忧郁症。而忧郁症多数是沉默与喧闹交替出现，被称为"躁狂忧郁症"。

另外，那种在眉宇间有皱纹，无法安静，表情显得烦躁，且总是发脾气的人，可能是神经质的表现。此种情况虽然并非患病，但神经质的人可能会夸大所谓的病情，四处求医。要想解决这一问题，需要到神经内科或者是精神科求诊。

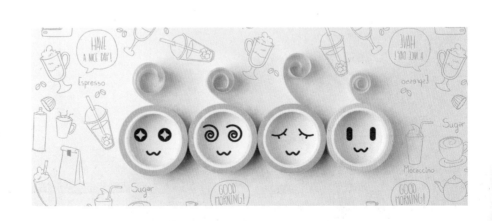

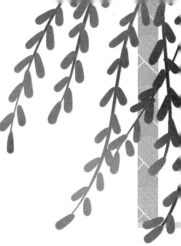

六、特殊病容

◎苦笑面容

发作时面肌痉挛，牙关紧闭，呈苦笑状，见于破伤风。

◎伤寒面容

反应迟钝，表情呆滞，呈无欲貌，见于伤寒。伤寒是一种由伤寒杆菌引起的肠道传染病。

◎甲亢面容

眼球突出，眼裂增大，兴奋不安，目光闪烁，面容惊愕，烦躁易怒。见于甲状腺功能亢进。

◎满月面容

胖似气球或圆月，面红如重枣，多痤疮，毛孔粗大，这是肾上腺皮质激素过多时特有的面容。

◎呆小病面容

面容发育差，孩子脸。面容愚蠢，两眼相距较远，鼻梁扁平而宽，眼睑浮肿，眼裂狭小，头发稀疏干枯，皮肤粗糙，额窄，鼻上翻，舌大而厚，常伸出口外。这是一种先天性疾病，病理机制为婴儿甲状腺机能减退。

◎麻疹面容

两眼微红，泪水汪汪，怕光，眼分泌物

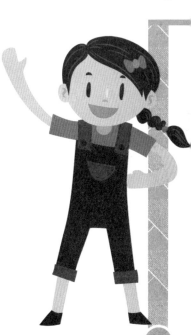

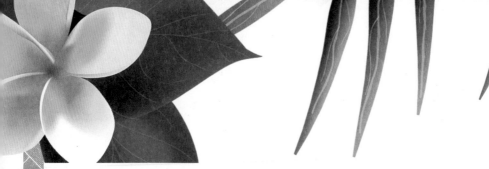

增多，鼻塞流涕，还有咳嗽、发热、喷嚏等症状。这是皮疹将出现前确诊为麻疹病的依据。

◎猩红热面容

面部充血潮红，口鼻周围的肤色明显苍白，称为环口苍白圈。舌苔剥脱呈杨梅样舌，发烧。这是猩红热病。

◎卵巢生成不良面容

两耳较大，下颌较小，内眼角赘皮明显。性器官不发育。身材短小。这是一种先天性染色体组合异常的疾病。

◎鹤发童颜面容

为老年人面容，指头发雪白却满面红润。多提示患动脉硬化症。面容红润是因为浅表毛细血管微量出血。

七、面部出现蜘蛛痣

蜘蛛痣形状犹如蜘蛛，中心有 1 毫米大的红点，红点四周有扩展的红线，就像蜘蛛一样。蜘蛛痣是一种血管痣，是由皮肤小血管扩张而形成的。当压迫中心点时，可使整个血管痣消失，去除压迫时又可见血液自中心向外充盈。好发于躯干以上部位，尤以面、

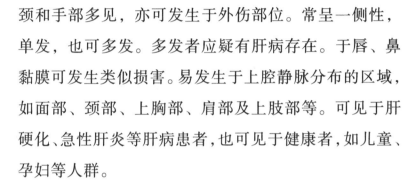

颈和手部多见，亦可发生于外伤部位。常呈一侧性，
单发，也可多发。多发者应疑有肝病存在。于唇、鼻
黏膜可发生类似损害。易发生于上腔静脉分布的区域，
如面部、颈部、上胸部、肩部及上肢部等。可见于肝
硬化、急性肝炎等肝病患者，也可见于健康者，如儿童、
孕妇等人群。

八、面部有黑痣

几乎每个人都有痣，而黑痣是最常见的一种，小
的如针头，大的如绿豆或者更大，身上、面部都可能有，
一个、几个或更多。

黑痣是黑色素增殖的结果，本身与疾病关系不大，
除了一小部分因遭受刺激可能转化为恶性肿瘤，一般
的黑痣不用担心。但黑痣变大，形状及颜色发生变化
时就要引起注意，是否为恶性肿瘤。

平时可以经常照照镜子，洗澡时候，也应该检查
全身是否有黑痣及黑痣变化的情况，腿部内侧的黑痣
易化转为恶性肿瘤。不要经常用手抚弄黑痣，因为黑
痣经常受强烈刺激很易变化，应避免此种情况。

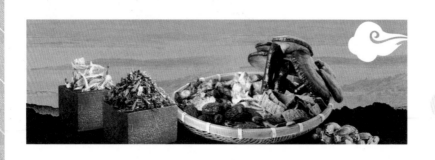

九、老年斑

老年斑为老年人的一种皮肤退行性变。表现为散在的色素斑片，大小不等，扁平或稍高于皮面，表面光滑，呈棕褐色。多见于暴露部位，如面部、额部、手背等。

老年斑是一种色素沉着。适量服用一些维生素 C 和维生素 E，能起到一定的预防和治疗作用。但老年斑是无法完全治疗的。过去常把老年斑称作"肝斑"，但经研究证明，老年斑并非由于肝脏疾病引起的，它只是一种老化现象，并不是不健康的表现，如婴儿的皮肤是光滑的，不可能看到老年斑。老人才会出现老年斑，所以老年斑亦称作"老年性色素斑"。

上了年纪易出现老年斑，皮肤在太阳下暴晒，老年斑更易出现。有时使用劣质化妆品或护肤品也会出现斑点，引起过敏，形成老年斑，因此，要谨慎选用化妆品和护肤品。

十、粉刺

粉刺是毛囊皮脂腺单位的一种慢性炎症性皮肤病，主要好发于青少年，对青少年的心理和社交影响很大，但青春期后往往能自然减轻或痊愈。临床表现以好发于面部的粉刺、丘疹、脓疱、结节等多形性皮损为特点。偶发者可勿治，多发者可服用清解肺热的方药，如：枇杷叶、黄连、黄柏、桑白皮等。

25 岁后，脸上和背上还是容易出现粉刺，并会化脓，那么要注意了。因为患糖尿病的人也容易出现这种小脓包，这是危险的信号。

这虽不是保证与糖尿病有关，但也不能无视，应该去医院检查化验一下尿液，否则就会贻误病情，危害身体健康。

十一、面部油脂

经常油光满面，可能是精神压抑，使油脂腺活动失常的原因。

皮肤分为油性、中性、干性三种，这是体质造成的。如果突然额头、鼻子出现大量油脂，就需要检查一下自己是内心烦躁不安，还是精神疲劳过度等，是否患上了自律神经失调症。

自律神经失调症大多数因为不安、烦躁、精神紧张等引起，还会出现失眠、目眩、头痛等情况。而经常油光满面就是自律神经失调症的主要特征。

如果女性经常油光满面，也有可能是经常使用劣质化妆品或护肤品造成的。

望眼识病

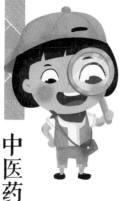

望目识病就是通过对眼睛的形态、色泽和眼睛上的脉络等变化的观察来判断病位，辨别疾病性质并推测预后的方法。

一、胞睑疾病

胞睑，又名眼胞、眼睑。胞睑位于眼珠前方，分为上睑和下睑，司眼之开合，有保护眼珠的功能。在五轮中，胞睑属肉轮。胞睑疾病多与脾胃有关。

◎针眼

针眼是指胞睑生小疖肿，形似麦粒，易于溃脓之眼病。又名偷针，相当于现代医学之麦粒肿。患者以青少年较多见。

本病主要多因内热外毒攻窜上炎导致，其主要特点是胞睑近睑缘部生小疖肿，局部红肿疼痛起硬结，易于溃脓，本病与季节、气候、年龄、性别无关。可单眼或双眼发病。

初起胞睑局部肿胀、微红，按压疼痛，且可扪及形似麦粒的硬结。甚者红肿焮热，胞睑硬结压痛拒按，继之红肿局限，硬结软化成脓，随之脓点溃破（外麦粒肿脓成溃破在眼睑边缘，内麦粒肿溃破在眼睑内的睑板面）。若病变靠近外眦部，则疼痛明显，可见患侧白睛红赤，甚至白睛红赤肿胀嵌于睑裂，同侧耳前可扪及肿核。

【疗法指南】

本病初期，局部湿热敷，可促进血液循环，以助炎症消散。或用紫金锭磨汁，频涂患部皮肤，消肿止痛，并内服银翘解毒片；对已成脓者，当切开排脓。

胞睑酿脓之后，不要压挤，免得脓毒扩散引起其他病症。平时要注意眼部卫生，锻炼身体，增强体质，预防发病或避免反复发作。

◎粟疮

粟疮是因胞睑内面颗粒累累，色黄而软，状如粟

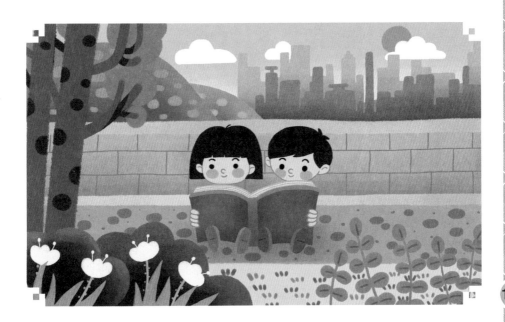

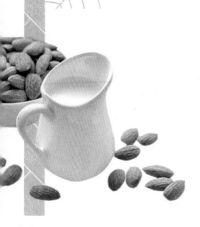

粒，故而得名。以胞睑内面泡样颗粒丛生，状如粟米为主要表现的眼病。多见于下睑，色黄，质地较软，大小均匀，排列整齐，境界清楚，愈后睑内不留瘢痕，且无并发症及后遗症，每与椒疮（砂眼）同时发生，沙涩痒痛。重症可因粟粒摩擦眼球诱发翳膜而影响视力。

临床上主要症见患眼异物感、流泪；睑结膜及穹隆结膜充血、血管模糊、乳头肥大、滤泡增生、瘢痕形成呈灰白色线状或网状，睑结膜面粗糙不平，呈现无数的线绒状小点，是由扩张的毛细血管网和上皮增殖而成；本病有急性发作者，亦有呈慢性过程者。主要由脾胃湿热，复受风邪，风邪与湿热相搏，壅阻于胞睑而发病。

【疗法指南】

鉴于本病一般系风、湿，热邪为患，故内治多用祛风、除湿、清热等法。外用黄连西瓜霜眼药水或犀黄散点眼。饮食上注意多喝水，多吃新鲜的蔬菜水果，避免吃辛辣刺激性的食物，避免抽烟喝酒。

避免过度用眼，避免劳累，避免熬夜，避免用眼不卫生，避免长时间看电脑、电视，避免在光线不足或光线过强的地方看书，避免用不清洁的手部揉眼，避免经常性用手刺激眼部。

◎胞虚如球

胞虚如球是指胞睑肿胀，虚软如球而言。皮色如常，又名"悬球"。相当于现代医学中之眼睑非炎性水肿。

本病主要表现为胞睑肿胀，虚软如球。按之不痛。多见于双睑，且没有溃脓现象。

胞虚如球大多是因为脾不健运，水湿上泛。但肺虚气机不畅，不能通调水道，或心阳虚，不能助脾阳，或肾阳虚，不能温阳化气时，皆会使水湿加重。

【疗法指南】

治疗胞虚如球时内治以健脾渗湿，温补心肾为主。

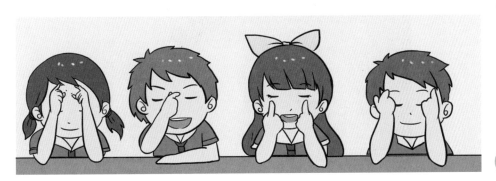

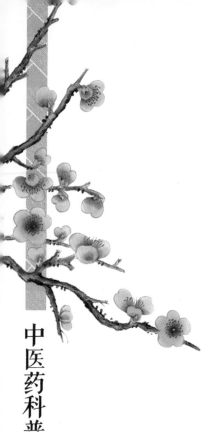

若由心、肾等全身疾病引起者，当由内科治疗其原发病。

二、两眦疾病

两眦，就是大、小二眦，为上、下胞睑的内外两侧联合处。两眦疾病多与小肠和心脏有关。

◎流泪症

流泪症是指泪液不循常道而溢出睑弦的眼病。本病多见于冬季和春季，可单眼或双眼患病，常见于病后体弱的妇女、老年人。有冷泪与热泪之分。由于热泪多为暴风客热、天行赤眼、黑睛生翳等外障眼病的症状，故不在此详叙。这里主要讨论冷泪症。

冷泪多虚证，迎风冷泪与无时冷泪

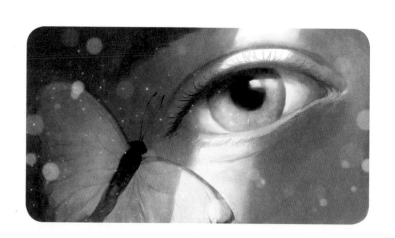

局部表现仅程度上的不同，而病机方面，前者多窍虚招邪，属轻症；无时冷泪者多脏腑自虚。正如《审视瑶函·迎风冷泪》中提出二者的不同，云："此为窍虚，因邪引之患，若无时冷泪则内虚，胆肾自伤之患也。"迎风冷泪者，其临床表现是：平素目无赤烂肿痛，亦不流泪，但遇风则泪出，无风即止。或仅在冬季或春初，遇寒风刺激时，泪出汪汪、泪液清稀而无热感。无时冷泪者，不分春夏秋冬，无风或有风，不时地泪下，迎风则甚。

【疗法指南】

本病的治疗，应以补虚为主，或补益肝肾。或益气养血。可点用八宝眼药或红眼药。迎风流泪者以养血祛风为主；无时冷泪者，宜补虚为主。并可配合针灸。

三、白睛疾病

白睛，又名白眼，居目珠之外层，其表层透明而脆嫩，里层色白而坚韧，有维护眼珠内部组织的作用。白睛疾患应及早治疗。

◎暴风客热

暴风客热是因外感风热，发病急骤，且明显红肿热痛为特征的眼病。相当于现代医学中的假膜性结膜炎。

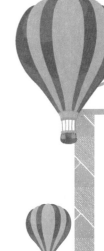

其临床表现是：多骤然发病，患眼白睛红赤，胞睑红肿，羞明少泪，或眵泪胶黏，甚则白睛浮肿，赤痛较重。全身恶寒发热，口渴，头痛鼻塞，溺赤便秘等。

本病多因风热之邪外袭，客于内热阳盛之人，内外合邪，风热相搏，上攻于目，故猝然发病。

【疗法指南】

本病的治疗，应根据其特点，结合整体，分清风重与热重，或风热并重之不同。风重于热者，宜疏风为主，清热为辅；热重于风者，宜泻火为主，疏风为辅；风热并重者，宜表里双解。外治可用黄连西瓜霜眼药水滴眼。或用新鲜野菊花、蒲公英等洗净捣烂，闭睑外敷，每日 1～2 次，每次 15 分钟，效果亦佳。还可配合针刺疗法。常用穴位：攒竹、合谷、丝竹空、睛明、曲池、瞳子髎等，或点刺眉弓、耳尖、眉尖放血。

◎天行赤眼

天行赤眼又称天行暴赤、天行赤热。俗称"红眼病"。本病白睛暴发红赤，眵多黏结，常累及双眼，能迅速传染并引起广泛流传。发病多在夏秋之季，患者常有红眼病接触史，相当于现代医学中的急性传染性结膜炎。

本病发病迅速，患眼白睛溢血，或见白睛红赤。成点成片，又涩又痒，怕热羞明，多双眼或先后发病。

天行赤眼系外感疫疠之气所致，或兼肺胃积热，内外合邪，交攻于目而发病。且在流行区内都有染病的可能。

【疗法指南】

本病因具有较强的传染性，容易造成广泛流行。其传染方式多由患眼眵泪直接或间接带入健康人眼内引起，故应强调预防。如注意隔离，保持眼部卫生。内服药以疏风散邪、清热解毒为主，用菊花、夏枯草、桑叶等煎水代茶饮。另外，本病禁忌包眼，因包眼可使热毒更盛，从而加重病情。

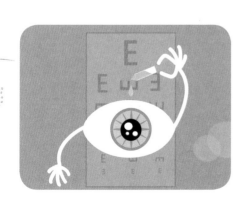

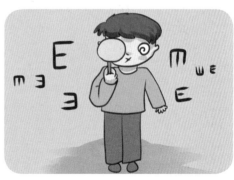

◎火疳

火疳又称火疡，是指实火上攻白睛，无从宣泄，致白睛里层向外隆起局限性紫红色结节的眼病。又名火疡。《证治准绳·七窍门》最早记载了本病名。本病一般病程较长，且易反复，失治可波及黑睛及黄仁，甚至可造成失明，故当重视治疗。本病类似西医学之表层巩膜炎及前巩膜炎。

其临床表现是：白睛深部向外突起一紫红色结节，成圆或椭圆形，大小不等，推之不移，压痛明显，隆起之结节可由小渐渐增大，周围布有紫赤血脉，一般很少溃破。病初，觉患眼涩痛，羞明流泪，视物欠佳，随着病情发展而逐渐加重。本病发于白睛深层，以肺热郁结为主，病程经过有虚实之分。实证者发病急，眼部症状明显；肺热亢盛时伴有咽痛、咳嗽、便秘，

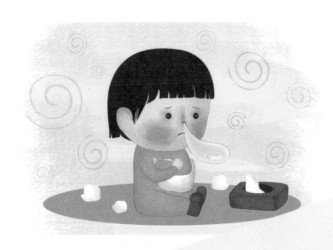

心肺热毒时伴口苦咽干、便秘尿赤，风湿内蕴时伴骨节酸痛。虚证者眼部症状不明显，但病情反复发作难愈。对于本病如果治疗不当，会造成失明。

【疗法指南】

本病多因肺热亢盛，气机滞塞，久而成瘀，混结白睛深层而成紫红结节。或因心肺热毒不解，从内而发，致目络壅阻，气血瘀滞不行，结聚于白睛深层。或因风湿内蕴，久而化热，湿热之邪阻滞气血，致使肺气不宣，郁结于白睛深层而成结节。或因肺热久而伤阴，虚火上炎煎灼肺之血络，使白睛结节久而不消。故治疗凉血散结，泻火解毒为主。病初起，诸证较轻者，多属肺经热，治宜宣肺散结。用泻白散加牛蒡子、黄芩、连翘、红花，外用犀黄散，每日早晚各点眼一次，每次点上药粉（约半粒芝麻大）于内眦部，然后，闭上眼睛 5 ～ 10 秒。

◎白涩症

白涩症为眼部赤肿不显，而只觉眼内干涩不舒的慢性眼病，《审视瑶函》称之为白涩症，药物治疗难取速效，相当于现代医学中的慢性结膜炎或浅层点状角膜炎。

其临床表现是：眼部常觉干涩不爽，瞬目频频。

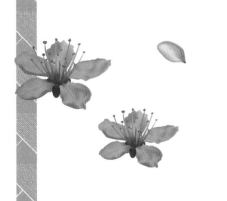

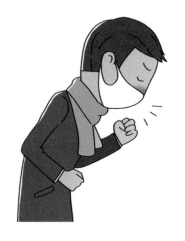

微畏光，灼热微痒，检视白睛、不红不肿，或隐现淡赤血络，眦头或有白色泡沫状眼眵，睑内如常，或微见赤丝细脉。

本病多由暴风客热或天行赤眼治疗不彻，或恣食烟酒，过食炙煿，以致湿热余热未清；隐伏肺脾之络所致。也有肺阴不足，虚火上炎，或肝肾亏损，阴虚火旺，目失濡养而成。

【疗法指南】

本病内治以清热润肺，补益肝肾为主。药如桑白皮、黄芩、桔梗、地骨皮、玄参、麦冬、茯苓、泽泻、甘草、菊花、元参、麦冬。成药可用杞菊地黄丸。外用以犀黄散或黄连西瓜霜眼药水滴眼。

◎白睛溢血

白睛溢血病是指白睛血络破裂，血溢于白睛外膜之下，呈一片鲜红色，界限分明的眼疾。又有称为色似胭脂症。现代医学称之为结膜下出血。

在白睛上可见大小不等之鲜红色点状、片状出血，边界清楚。本证自觉症状不甚明显，多为他人所发现，发病三天以内者，出血可有增加趋势。一般在一周左右可以逐渐消退，不留痕迹。

白睛属肺。若热客于肺，导致肺气不降上逆，迫血妄行。思虑过度，夜睡不足，使心营暗耗，或肝肾亏损，阴精不足，二者均可使精血虚损，经脉失去柔润，燥裂而血溢于外；多见于中老年人。此外，剧烈呛咳、呕吐、酗酒过度、妇女逆经、眼部外伤均可导致血不循经，血脉破裂而成本病。

因热客于肺者，白睛溢血伴咳嗽，口干，大便结，舌苔黄。心营亏损、肝肾不足者，白睛溢血伴夜寐多梦，头晕耳鸣，舌苔少。外伤引起者有外伤病史。

【疗法指南】

本病轻者可不治自愈，重症者可针对病因或清肺凉血，药用桑白皮、黄芩、丹皮、赤芍等。或平补肝肾，养血补心，药用天王补心丹、六味地黄丸、杞菊地黄丸等。后期血色紫暗时，可酌加通络散血之品，如复方丹参片、毛冬青胶囊等以促进瘀血早日消散。

四、黑睛疾病

黑睛，又名黑珠、乌珠。位于眼珠前方，形状近圆形，周边与白睛相连，其质晶莹清澈而娇嫩，具有卫护瞳神的作用。黑睛因暴露于外，直接与外界接触，除易受外伤外，也易受风热邪毒侵袭，还可由胞睑、两眦、

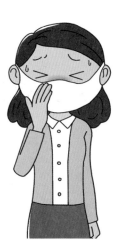

白睛、瞳神等病变以及某些全身性疾病的影响而发病，故黑睛疾病发生率高，是眼科的常见病。且因其毫无血络，营养供应较差。抵抗力较差，一旦发生病变，通常需要很长时间才能痊愈。

【疗法指南】

治疗黑睛疾病的主要法则是祛除邪气，消退翳障，控制发展，防止传变，促使早期愈合，缩小和减薄宿翳，诸如祛风清热、泻火解毒、清肝泻火、退翳明目等为最常用的治法。

◎凝脂翳

凝脂翳是指黑睛生翳，表面色白或黄，状如凝脂，发病迅速，多伴有黄液上冲的急重眼病。

病名见于《证治准绳·杂病·七窍门》。若治不及时，每易迅速毁坏黑睛，甚至黑睛溃破，黄仁绽出，变生蟹睛恶候，愈后视力受到严重障碍，甚至失明。本病相当于现医学中的化脓性角膜炎。

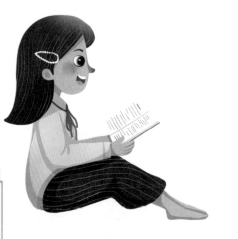

其临床表现是：初起患眼疼痛，畏光流泪，甚则热泪如泉，头额剧痛，胞睑肿胀难开，视力剧降。黑睛生翳，表面溃陷，色灰白，边界不清，甚者翳渐扩大加深，色黄如凝脂，白睛混赤壅肿，多伴

黄液上冲。凝脂、眵泪呈黄绿色者，病势危重，黑睛可迅速溃穿，甚至眼球塌陷。

本病多因风热邪毒入侵所致。若素体肝胆火炽，则风火交攻，酿脓为患，证情更剧。

【疗法指南】

本病起病急，来势猛，发展快，变化多。风热邪毒壅盛者，治宜祛风清热解毒；里热炽盛者，治宜泻火解毒；正虚邪留者，则宜扶正祛邪。外治当清热解毒，后期则宜退翳明目。此外，局部应用清热解毒的药物滴眼或结膜下注射。滴眼次数宜频，尤其眼症较重时，可每隔 15 分钟到半小时滴 1 次。临睡涂穿心莲眼药膏或胆汁二连膏。或结合热敷、针刺等法以提高疗效。

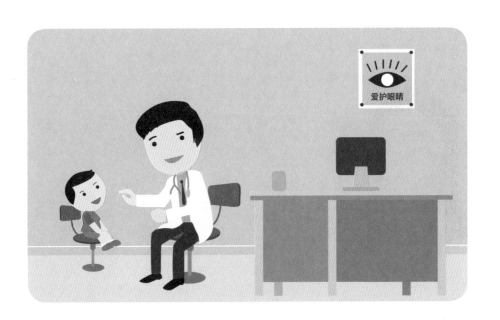

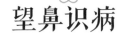

望鼻识病

中医药科普读本 第一辑

五官诊病

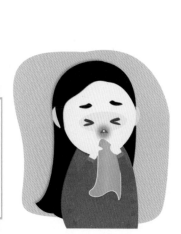

　　本节中鼻病包括鼻疖、鼻疳、鼻息肉等内容。下面逐一进行介绍。

　　一、鼻疖

　　本病指生于鼻尖、鼻翼及鼻前庭部位的疔疱疖肿。

　　外鼻皮肤充血肿胀，丘状隆起，周围浸润发硬、发红、颌下淋巴结常肿胀疼痛。疖肿成熟后可见黄色脓栓。鼻内或鼻外因肺经壅热而出现小疖肿，局部发热、红肿、疼痛，疖肿成熟后顶口出现脓头。同时，可出现唇颊部红肿和全身不适症状。严重者可引发海绵窦栓塞性静脉炎，临床上表现为高热、寒战、剧烈头痛、患侧眼睑及结膜水肿、眼球突出固定甚至失明，如不及时治疗可累及对侧，严重的可危及生命，或留下眼和脑的后遗症。

其病因主要由于风热邪毒上犯肺经，壅聚熏蒸鼻窍肌肤，或因肺胃素有积热，又恣食膏粱厚味，辛辣炙煿之物，以致火毒结聚，循经上犯鼻窍而成疔疱。

【疗法指南】

治疗宜疏风清热，解毒消肿。内服黄连上清丸治之。外治可选用野菊花、芙蓉花叶、鱼腥草、地丁捣烂外敷。也可采用针灸治疗。

本病应注意，忌食辛辣、厚腻、刺激食物，多食蔬菜、水果，保持大便通畅。戒除挖鼻的不良习惯，积极治疗各种鼻病，保持鼻部清洁。鼻部、上唇、颊部发现疖肿，禁止挤压、挑刺、艾灸及早期切开引流，以免脓毒扩散。反复发作者，应注意寻找病因，如糖尿病、肾炎等，给予治疗。

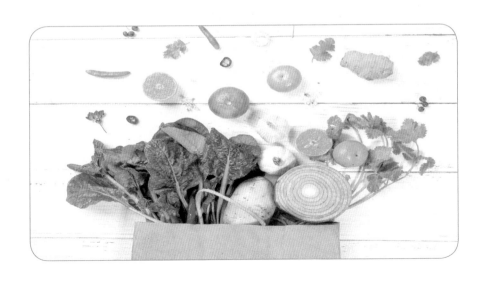

二、鼻疳

鼻疳是指湿热邪毒上犯或血虚生风化燥而致的以鼻前孔及其附近皮肤红肿、糜烂、渗液、结痂、灼痒或皲裂为主要特征的鼻部疾病。常反复发作，经久不愈。现代医学称之为鼻前庭炎。

◎由肺经风热阻于鼻而致者

如果余邪滞留不清，可反复发作，经久不愈。治疗宜清热解毒，疏风宣肺。

【疗法指南】

选用连翘、黄芩、栀子、薄荷等药治之。

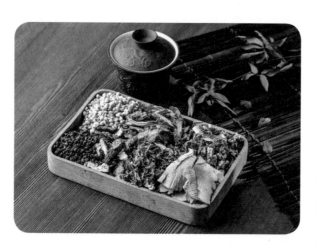

◎由湿热郁蒸于肌肤，脾胃失调而引起者

鼻前孔及周围肌肤糜烂、渗液、结痂、瘙痒，甚者可侵及鼻翼及口唇，大便黏滞不爽或溏薄，小便黄浊，舌质红，苔黄腻，脉滑数。治疗宜清热燥湿，解毒和中为主，助以疏风止痒。

【疗法指南】

内服萆薢渗湿汤。湿热盛者，加黄连、苦参、土茯苓。痒甚者，加荆芥、防风、白鲜皮、地肤子。也可用杏仁捣烂，人乳调敷患处。

三、鼻息肉

鼻内可见一个或多个赘生物，表面光滑、灰白色、淡黄色或淡红色的如荔枝肉状半透明肿物。触之柔软，不痛，不易出血。为鼻部常见病，好发于成年人，儿童极少发生。可为单发性或为多发性，多见于上颌窦、筛窦、中鼻道、中鼻甲等处。

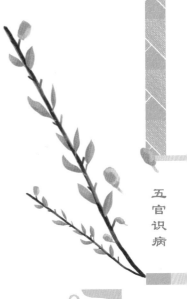

息肉双侧多发，单侧较少。常见的症状为持续性鼻塞，随息肉体积长大而加重。鼻腔分泌物增多，时伴有喷嚏。多有嗅觉障碍。鼻塞重者说话呈闭塞性鼻音，睡眠时打鼾。息肉蒂长者可感到鼻腔内有物随呼吸移动。后鼻孔息肉可致呼气时经鼻呼气困难，若息肉阻塞咽鼓管口，可引起耳鸣和听力减退。息肉阻塞鼻窦引流，可引起鼻窦炎，患者出现鼻背、额部及面颊部胀痛不适。

鼻息肉的成因，常是外感风邪、肺胃积热、七情内伤等致鼻气失于宣畅，清道为湿浊阻塞，缠绵日久，壅结不散。本病与鼻腔或鼻窦的慢性炎症有关。

【疗法指南】

治疗以宣肺通窍，泻湿散结为主。可选用

黄芩、栀子、辛夷、车前子、海藻等药治之，或采取手术摘除。

四、酒皶鼻

鼻尖、鼻翼及邻近颜面皮肤，潮红，油腻光亮，出现红丝，并有针头样或米粒样脓诊，表皮增厚，粗糙不平，状如桔皮，故称酒皶鼻。病损可延及面颊部，多由肺、脾、胃积热上蒸或酒湿熏蒸所致。

本病好发于颜面中部，以鼻尖、鼻翼为主，其次为颊部、颏部、前额，常对称分布，多发于中年人，妇女较多，患者多并发皮脂溢，颜面犹如涂脂。皮损表现为红斑、毛细血管扩张和有炎症的毛囊丘疹及脓疱等。病程缓慢，可分为三期，但无明显界限。

【疗法指南】

其病因多为素有饮酒嗜好，贪饮日久以致酒毒血热上蒸于鼻而成酒皶鼻。治疗宜清热凉血，活血化瘀。药

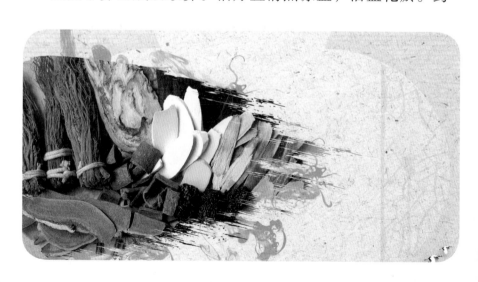

中医药科普读本　第一辑

五官诊病

用酒红花、丹皮、当归、赤芍、黄芩、生栀子、凌霄花、葛根等治之。

五、鼻衄

鼻衄，俗称鼻出血。可由鼻部疾病引起，也可由全身疾病所致。鼻出血多为单侧，少数情况下可出现双侧鼻出血；出血量多少不一，轻者仅为涕中带血，重者可引起失血性休克，反复鼻出血可导致贫血。

鼻衄的原因很多，一般以热证、实证多见。如肺经热盛，胃热炽盛，肝火上逆等。

◎肺经热盛

热邪犯肺，上壅鼻窍，邪热灼伤鼻窍脉络，血液溢出而为鼻衄。临床表现为：鼻孔干燥，鼻出血，色鲜红，舌质红，咳痰少，舌苔薄白而干，脉数。

【疗法指南】

治疗宜疏风清热，凉血止血。药用桑叶、山栀子、茅根、黄芩、枇杷叶、丹皮等治之。

◎胃热炽盛

脾胃素有积热，多因嗜食辛燥之品，饮酒过度，以致火热内燔，循经上炎，损伤鼻中阳络，血随热涌出而致鼻衄。临床表现为：鼻燥，鼻出血量多，色暗红，大便燥结，口干口臭，烦渴，舌质红，舌苔黄，脉滑数。

【疗法指南】

治疗宜凉血止血，清泄胃火，药用丹皮、生地、犀角、芍药等治之。大便燥者加大黄、瓜蒌通腑泄热。失血过多，面色苍白者加黄精、首乌等药。

◎肝火上逆

情志不遂，肝气郁结，久郁化火，肝火上逆，循经蒸逼鼻窍脉络。脉络受损，血液离经，上溢而为鼻衄。临床表现为：鼻出血量多，血色深红，目赤，头痛头晕，烦躁易怒，口苦咽干，舌红，苔黄，脉弦数。

【疗法指南】

治疗宜清泻肝火，解郁止血。内服龙胆泻肝丸。

六、鼻翼扇动

鼻翼扇动是指鼻孔开合扇动。临床伴有呼吸急促，气短，咳喘等呼吸困难的症状。其属于呼吸系统疾病过程中，邪气壅塞，肺气闭阻的严重证候。

若见病人鼻翼扇动，并伴有全身症状，高热，喉中痰鸣，咳嗽频频，喘息气急，口渴烦躁，舌红苔黄腻，脉滑数或洪数，乃外感风热之邪，内蕴痰热，风火痰热郁闭肺脏，使之清肃失令所导致的。

【疗法指南】

治疗宜清热化痰，宣肺定喘。可选用银花、麻黄、杏仁、生石膏、葶苈子等药治之。

望耳识病

望耳形包括望耳的萎缩，耳轮甲错，耳痔，耳蕈，耳挺，耳道流脓等耳病。

一、耳轮萎缩

人体健壮无病，则耳壳丰厚，柔软而润泽。这是先天肾水充足，肾之真阴真阳充盛，五脏六腑，十二经脉之气血充盈，能上贯清窍的表现。若是身体不健康，耳轮就可能会瘦薄干枯，不丰润，这是先天肾阴不足之表现。

临床现象为：耳鸣，耳聋，腰膝软而痛，发白

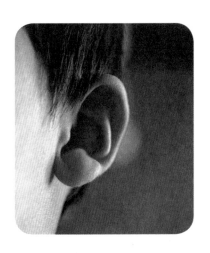
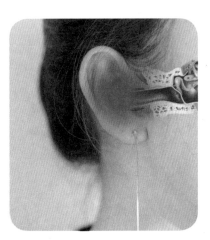

早脱，齿牙动摇等症。多见于成人早衰，或久病、重病失养之人。如小儿耳薄瘦小，不润泽，则为先天发育不良，或后天调养失宜。易导致发育迟缓，身材矮小，智能和动作迟钝，囟门迟闭，骨骼痿软无力等。老年人见耳枯不荣、有皱褶是营养障碍，脏腑虚衰的表现。耳垂见斜行皱纹是冠心病之征。耳轮明显萎缩、皱折、颜色苍白，枯槁是肾气欲绝，属病情危重。耳轮焦枯垢泥者，为病在骨。亦说明病情深重难治。

【疗法指南】

治宜补肾填精。可酌情选用金匮肾气丸、六味地黄丸、虎潜丹、天王补心丹等治之。

二、耳轮红肿

耳轮红肿，属于"耳烂""耳疮"的范畴。现代医学称之为耳郭软骨膜炎。

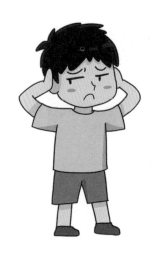

病因多为肝胆湿热，火毒上蒸于耳，或体虚，外邪入侵，或少阳相火上攻。导致湿热火毒之邪壅滞不散，阻碍经络、气血的运行，使耳轮发红，疼痛，厚肿。湿热停聚日久，灼伤气血、津液可导致蒸腐成脓。临床主症以耳轮剧痛，灼热，局部红肿，病势加重逐渐蒸腐成脓。伴有发热，口渴，大便干，尿赤少，舌苔黄或腻，脉滑数。

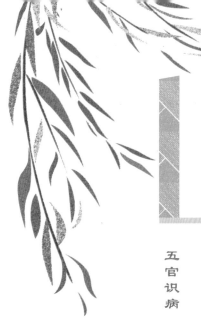

【疗法指南】

治宜清热解毒，疏泄肝胆。内服龙胆泻肝丸。

三、耳轮肌肤甲错

耳轮肌肤甲错，指的是耳轮皮肤干枯粗糙，形如鳞甲干错，多由血虚、血燥或瘀血内阻所致。血虚易致血燥，血燥而能生风，风盛易痒，挠抓脱屑。因血虚不能荣养肌肤，则肌肤干燥粗糙，脱屑。加之湿浊久留不去，肌肤缺少保养。故见肌肤变厚，皮纹加深，粗糙。瘀血内阻，新血不生，耳轮肌肤不得新血之营养润泽而发生耳轮的鳞甲干错。

若耳轮肌肤甲错，同时伴见脱屑，瘙痒，面色不华，神疲乏力，舌质淡苔薄白，脉濡软。

【疗法指南】

治宜清热利湿，养血祛风。药用白芍、白癣皮、当归、熟地、地蝉蜕、肤子、川芎等治之。若耳轮甲错见两目暗黑，腹满不能饮食，乃瘀血内阻。治宜补虚活血，可内服大黄䗪虫丸。

四、耳痔、耳蕈、耳挺

外耳道长出小肉样之新生物，形如樱桃或羊奶头，称为"耳痔"。若小肉头大，蒂小，可摇动。状如蕈者，称"耳蕈"。若小肉如枣核细长，胬出耳外，触之疼者为"耳挺"。现代医学认为耳痔、耳蕈、

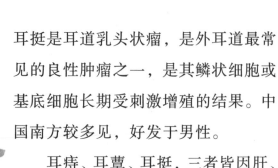

耳挺是耳道乳头状瘤，是外耳道最常见的良性肿瘤之一，是其鳞状细胞或基底细胞长期受刺激增殖的结果。中国南方较多见，好发于男性。

耳痔、耳蕈、耳挺，三者皆因肝、肾、胃经湿热，火毒凝聚耳窍，刺激表皮的鳞状细胞，繁殖增生，形成小肉样肿块，带小蒂，小如绿豆，大可如蕈。会有耳痒，听力下降，耳痛等症状。

【疗法指南】

治宜清热利湿，泻火解毒。可用硇砂9克、轻粉、雄黄9克、冰片1克，研末水调，点患处。也可药用丹皮、柴胡、栀子、黄连、泽漆等治之。本病预后良好，应戒除挖耳恶习，防止传染。

五、耳道流脓

耳道流脓为耳病常见症状。如急、慢性化脓性中耳炎即是。中医外科称为脓耳。若流出黄脓称"聤耳"或"耳湿"，流出白脓称"缠耳"，流出清脓称"震耳"。红脓称"耳风毒"，流出臭脓称"耳疳"。皆由手少阳、足少阴二经风热湿邪上壅，或肾虚相火上攻，或肝胆湿热，或因浴水灌耳诱发。

大多数的耳流脓，由中耳病变引起。耳内流脓多为中耳炎的表现。可伴有全身不适，烦躁不安，内耳剧烈疼痛，听力衰退，耳痛在咀嚼、张口或打哈欠时加重，耳鸣等症状。

【疗法指南】

可内服知柏地黄丸、龙胆泻肝丸，如病情严重，去医院五官科诊治。

六、外耳丹毒

丹毒一病，又称"天水""火丹"。因患处皮肤鲜红如涂丹，热如烘烤，故称丹毒。多是风热化火，风火邪毒上犯，乘耳部皮肤破损，入犯肌肤而生。丹毒发于头部称抱头火丹。外耳丹毒即属抱头火丹。

证见：耳垂、耳郭、耳屏或附近皮肤焮红高起，表面起风粟，形如桔皮，热可炙手，周界清楚，指压红消，松指复红肿，痒痛交作，并有便秘，头痛，口渴，溲黄，舌红，苔黄，脉浮数。如治疗不及时或正不胜邪，邪毒壅盛，化脓流水，可见壮热烦躁，神昏谵语等症。耳周常有皮肤破损点，如虫咬、抓伤等。

【疗法指南】

治疗宜疏风散邪，清热解毒。药用板蓝根、黄芩、黄连、龙胆草、双花、元参、生栀子等治之。如邪毒内攻致神昏谵语、壮热、烦渴、恶心呕吐时，加用天竺黄、紫背天葵、犀角等。

平时应注意清洁，戒除挖耳习惯，防止抓伤、虫叮咬等。

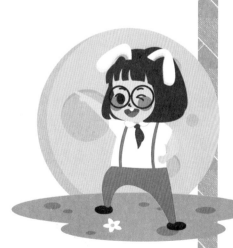

七、外耳湿疹

外耳湿疹是耳部过敏性皮肤病，常发生在外耳道、耳郭、耳后沟等处。又称为"月蚀疮""旋耳疮"。因痒甚搔破，流出黄水，故又名"黄水疮"。主要特征为瘙痒、多形性皮疹，易反复发作。

本病多因风、湿、热邪壅滞外耳肌肤，致肌肤濡养失调而生。

外耳湿疹在初发急性期，外耳道及耳郭周围皮肤红肿，微疼，瘙痒，搔破则脂水淋漓，全身伴有口苦，微热，恶心厌食，胸腹胀满，尿赤，舌苔黄腻，脉濡数或滑数。

【疗法指南】

治宜养血祛风，清利湿热。药选用丹皮、苍术、黄柏、苡仁、革薢、当归、生地、白皮、地肤子等。

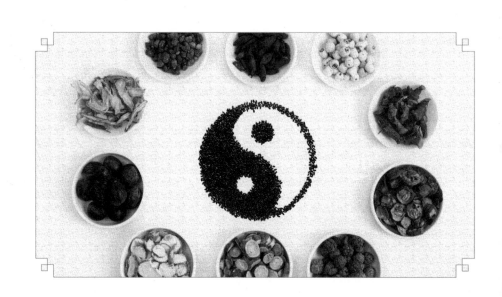

望唇识病

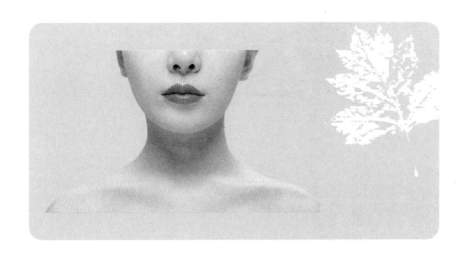

　　健康的正常人的口唇形态是指口角对称，双唇开合自如，饮食、语言功能正常，唇体富有弹性，柔软光滑，唇内口腔黏膜正常。以下介绍的是口唇形态的异常。

一、口唇燥裂

　　口唇燥裂又称"唇焦""唇裂"，表现为红肿焦裂，干燥无光，或裂开出血，是体内津液大伤，唇失滋润之征象。多为燥热之邪所致。

　　◎口唇干燥而裂沟出血或红肿，并伴有口臭，烦渴，舌红苔黄，便秘者。

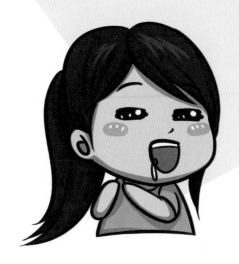

为脾胃热盛之征，多因外感热邪入里或过食辛辣厚味，而使津液耗损所致。

【疗法指南】

治宜生津润燥，清热泻火，可选用大黄、黄连、栀子、连翘、生石膏等药，或内服清胃黄连丸。

◎口唇燥裂而色黑。

为热毒盛极之候，预后多不良。

另外，秋季燥邪当令，易伤人之津液，也可见口唇干裂失润，鼻咽干燥。宜多饮清轻凉润之品。

二、口角流涎

流涎，又称"口吐涎""涎下"。见于婴儿时期则为生理现象，不视为病态。若年龄增长，仍持续流涎，则称为"滞颐"。

口角涎水时下，口眼歪斜，颜面麻木，恶风流泪者。

为风中经络，多因外风乘经络空虚而侵袭头面所致。常见于面神经麻痹症。

【疗法指南】

治宜疏风通络之法。可选用天南星、防风、白附子、全蝎等药。或施以针刺治疗及敷贴疗法。

口角流涎不止，半身麻木不遂，口眼歪斜，神志不清者。

此为风痰上涌之象，多因肝风内动。夹痰上扰，阻滞经络所致。常见于癫痫发作，中风昏仆等证，现代医学称之为脑出血、脑肿瘤、脑血栓以及各种原因导致的癫痫等。

【疗法指南】

治疗上应根据其虚、实、寒、热，辨证立法选药。若痰热肝旺者，宜清热化痰，平肝息风，可选用牛膝、钩藤、竹沥等，或酌情选用安宫牛黄丸之类。并配合针灸疗法恢复功能。若痰浊湿盛者，宜益气化痰，息风通络，可选用六君子丸与天麻丸等。

三、口唇湿烂

口唇烂是指口唇有糜烂的症状，常同时见有口唇肿胀、干燥、脱屑、裂口、结痂等症状。

唇缘湿烂，肿胀不红，而渗液较多结痂，

裂口，脱屑，痂皮呈白色，舌胖淡，苔腻者。

为脾胃蕴湿不化之象，多因脾虚湿盛，运化失职所致。

【疗法指南】

治宜健脾利湿，可选用白术、茯苓、陈皮、厚朴等药。

唇缘湿烂并有圆形皮损，边缘隆起，色淡光亮，脱屑，舌红少苔者。

为血虚风燥之象，多因口唇失润，阴血不足，又脾虚有湿所致。

【疗法指南】

治宜祛风除湿，养血润燥之法，可选用当归、生地、玄参、茯苓、白鲜皮等药。

四、口唇疱疹

口唇或唇周发生圆形水泡，或可融合，局部充

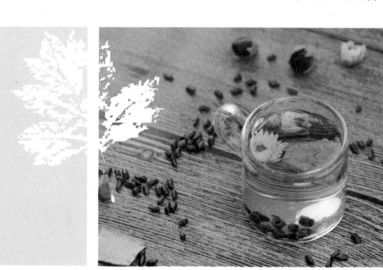

血色红，同时涉及牙龈和颊内黏膜，伴有高热、烦躁、舌红苔黄者。为里热较盛之象，常见于外感热病过程中，相当于现代医学的单纯性疱疹。

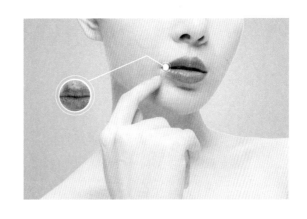

【疗法指南】

治宜泻火解毒，清热燥湿之法，可选用黄连、黄芩、生石膏、栀子、大黄等药，亦可选用龙胆泻肝丸。

◎口唇生有散在疱疹，并多见于躯干与头面，疱疹呈椭圆形，结痂后脱落，从红色丘疹、疱疹至结痂，可分批出现，而同时存在。此症多见于小儿，称为"水痘"。

属传染性疾病，宜解表透疹，隔离治疗。同时还要勤换衣被，保持皮肤清洁。

五、口唇溃疡

口唇溃疡是指口唇或口腔黏膜出现大面积糜烂或局部点状溃烂的症状。此症可发生在多种病症过程之中。

唇内溃疡糜烂，白屑延及咽喉，迭迭肿起。喉间痰鸣，面青唇紫，易窒息。此为"白喉"，属传染性疾病。

口唇或唇内黏膜溃疡，呈黄白色，单个或多个，呈凹陷或红肿者。

多为心脾积热或阴虚火旺所致。此为"口疮"。

口唇或口腔黏膜出现片状溃疡，灰白色，不肿不红，经久不愈。为"口腔黏膜白斑"，要警惕癌变，应及早根除。

六、口唇肿胀

口唇肿胀是指唇上出现硬结、肿块的症状，或双唇漫肿，常同时伴有发红、瘙痒、溃破、疼痛等症状。根据唇肿形状、性质，又分别称为唇风、唇疔、唇疽、唇核、唇菌、唇疳、唇癌等。

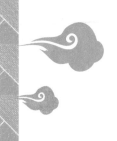

◎唇风

口唇漫肿发痒发红或痛如火灼，脱屑无皮。下唇为甚，又称"驴嘴风"，大多由阳明胃经风火上攻所致。

◎唇疳

唇疳生于唇周四旁，红赤无皮，燥裂肿胀，此为小儿脾胃湿热上壅，多因小儿食积停滞，消化不良，脾胃湿热内生所致。

【疗法指南】

治宜清热燥湿，消食健脾。可选用磨积片、导赤片等。

◎唇癌

唇上初结如豆，坚硬，久治不愈，胬肉翻花，痛极难忍，或溃烂、出血等，应及时治疗。

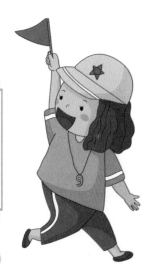

中医药科普读本 第一辑

五官诊病

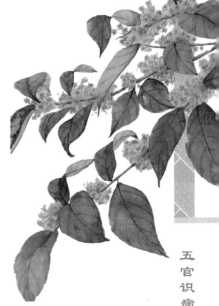

七、口噤

口噤是指牙关紧闭，口合不开的症状。因其以牙关咬定难开为主要表现，故又称"牙关紧急"。见于外感风寒之痉病。见《金匮要略·痉湿暍病脉证治》："卒口噤，背反张者，痉病也。"多因风寒之邪，凝滞气血，痹阻经络所致。

◎口噤不开

项背强急，恶寒发热，无汗或有汗，多因感受风寒湿邪所致，筋急项强，口齿拘紧。

【疗法指南】

治宜宣外邪，可选用防风、桂枝、葛根、麻黄、白芍等药。

◎口噤不语

身形拘紧，四肢战栗，面色青紫者，此为里寒之象，多因寒邪中于脏腑，阴气不能外达，肌肤筋脉失于温煦所致。

【疗法指南】

治宜温中祛寒之法，可选用干姜、附子、天麻等药。

若突然昏倒，不省人事，口噤不开，肢体强痉，握拳，醒后常伴有半身不遂者。

为风痰上扰清窍之象，多因肝阳上亢，暴张化风，风痰内闭，气血逆乱所致。常见于中风症，现代医学

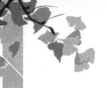

称之为脑血管意外。

【疗法指南】

治宜开窍息风化痰之法。若面青身冷，则宜辛温开窍，选用苏合香丸等；若面赤高热，则宜辛凉开窍，可内服至宝丹或安宫牛黄。

若孕妇口噤，突然扑倒，四肢抽搐，昏不识人者。

此为"子痫"，古人又称为"妊娠风痉"。是指妇人平素肝肾阴虚。孕后阴血益亏，阴虚阳亢，化风内扰所致。相当于现代医学中的妊娠高血压引起的抽搐等高危之象。患者能自行苏醒，有复发风险。

【疗法指南】

治宜滋阴潜阳，平肝息风，可用钩藤、羚羊角粉、天麻、白芍等药。并可配合针灸急救，针刺人中、百会、内关、太冲等穴位。

八、口僻

口僻是指口角呈右或左歪斜之状，又称"口歪"。多口、眼同时出现歪斜。多为风痰阻络，常见于中风症。

口眼歪斜，或突然昏仆，伴有手足麻木，半身不遂，语言不利者。

多为肝阳上亢，阳亢化风，气血逆乱，瘀阻经络或上闭清窍所致。相当于现代医学中的脑血栓形成或脑出血后遗症。

【疗法指南】

治宜益气活血，平肝息风之法。可选用天麻丸或活络丹之类。亦可搭配针灸疗法。

九、口张

口张是指口张开而无法闭合，分为局部病证及脏腑气机将绝之证两种情况。

若口张不闭，开合受限，口角流涎，下颌前伸，语言不清，耳前关节隆起、疼痛。

此为颞颌关节脱位，多因张口过大或受外力打击所致。此时及时给予手法复位并加以固定即可。

若口张如鱼口，喘促而呼多吸少，提示脾肺气机将绝，病情危重。若口开而同时见有四肢逆冷，冷汗自出，面色苍白者，则为脱证，为阴寒内盛，阳气亡脱所致。

常见于各类危重急证中。相当于现代医学中的各种休克。

【疗法指南】

治宜回阳救逆固脱之法，可选用炙甘草、红参、附子、干姜、黄芪等药，并及时采用抗休克治疗。

十、口撮

口撮是指唇口收缩，不能开合，变小变窄如

囊口的症状，又称"撮口"。口撮一症常见于破伤风患者，伴有全身痉挛、抽搐；亦可见于小儿脐风。二者均系风毒侵袭，肝风内动所致。多属于危候。

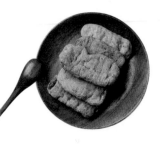

【疗法指南】

治宜祛风解毒，息风止痉，可选用全蝎、防风、天麻、南星等药，同时需要综合救治。

若口撮并见口吐白沫，唇口收缩锁紧，舌体强直，四肢厥冷，则难治愈，预后不良。

十一、口疮

口疮是指口腔黏膜或唇上生有黄白色表浅溃疡，又称"口疳""口破""口疡"。临床可分虚证与实证两类，现代医学称之为创伤性黏膜溃疡、阿弗他口炎、复发性口疮、口腔黏膜结核性溃疡等。许多维生素B族缺乏症引起的口腔溃疡或感染性疾病伴发的口腔溃疡，也可参照本证诊治。

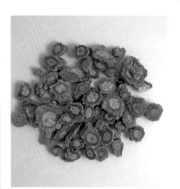

本病虚证易于反复发作，或此愈彼发，绵延不断，通常溃点较少，中间凹陷呈灰白色，周围色淡红。实证初起，溃点较多，约如黄豆大小，呈圆形或椭圆形，中间凹陷黄白色，边缘红晕鲜明，疼痛较甚，或有口渴发热等症。

实证多是因为食用了过多的辛辣厚味，以致心脾积热，复感风、火、燥邪。热盛化火，循经上攻于口而发。虚证多是因为素体阴虚，加之病后或劳伤过度，耗伤真阴，阴液不足，虚火旺盛，上炎口腔而发病。亦有因久病阴损及阳或素体阳虚，而致脾肾阳虚，虚阳浮越，发为口疳者。

若想治疗，当内外兼施。实证内治可服用导赤散、凉膈散或黄连解毒汤，根据辨证加减用药。外治用朱黄散撒搽患处，每天 5 ~ 6 次。虚证内治可选用六味地黄汤、补中益气汤或四物汤，随证灵活用药。若为脾肾阳虚者，也可用桂附八味丸，外治用柳花散搽患处或用柿霜末点患处，每天 5 ~ 6 次。

患者平素应少食辛辣厚味之品，注意口腔卫生，除去不良嗜好，可减少口疮的发生。

十二、鹅口疮

本病是口腔黏膜溃烂，有特殊气味，满口白屑，状似鹅口，故称鹅口疮。又名"雪口""白口疮""口糜"，多发于婴幼儿。

本病可发生在口腔的任何部位，一般多发于舌、软腭、口底、颊。初起时，患处稍红肿，出现略为凸起的白色斑点，斑点逐渐扩大成片，红肿作痛，表面有白色腐膜状物，如糜粥样，白色腐膜状物不易拭除，强行拭去则出血，随后又生，因其疼痛，影响饮食，

故婴幼儿无法吮乳，啼哭不止，患者唾液减少，口腔干燥，口臭。有时病变能扩展至整个口腔，甚至蔓延至鼻外或咽内，引起呼吸不利，痰涎壅盛等症候。

婴幼儿若患鹅口疮，多属胎中伏热，或出生时感染邪毒，蕴积心脾，上蒸于口所致。成人多因饮食不节，素嗜炙煿，脾不化湿，湿浊久蕴化热，上蒸口舌而生。

【疗法指南】

对本病应内治外治兼施，内治可用凉膈散或导赤散，清热解毒，利湿除腐。外治可用黏膜溃疡散或冰硼散撒于患处，日撒 5 ~ 6 次，经常清洁口腔。

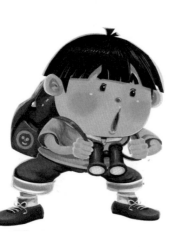

现代医学认为，鹅口疮是由白色念珠菌感染所引起，白色念珠菌就是许多微生物中的一种，通常多发生在口腔不清洁、营养不良的婴儿中，在体弱的成年人中亦可发生。当口腔唾液酸化，或广泛长期使用抗生素，使口腔内细菌受到抑制，细菌间拮抗作用失去平衡，均会大量滋长白色念珠菌，从而致病。若长期使用抗生素，要特别注意口腔卫生，重症患者可使用对霉菌有抑制作用的药物。

十三、唇风

唇风又名"唇颤动"。可发生于双唇，但多发于下唇，主要症状是唇部红肿，疼痛，日久破裂，流水，好发于秋冬季节，现代医学称其为慢性唇炎、继发感染性唇炎或剥脱性唇炎。本病临床上可分为虚证与实证两类。

虚证初起下唇红肿发痒，继而唇颤，口唇干裂，痛如火烧，大便滞涩难解，舌红少苔，脉细数；实证初起，唇部红肿发痒，破溃流水，局部有灼热感，继则出现口唇颤动，并伴有口臭，口渴喜饮，便秘，舌苔黄燥，脉象弦滑。

本病虚证多为脾虚血燥，乃因感受秋季之燥邪，或过服温燥之品，耗伤阴血，血燥生风所致；实证多为胃火挟风，乃因食用过多的辛辣厚味，胃腑蕴热，复受风邪外袭，以致风热相搏，循经上炎而患病。

【疗法指南】

治疗唇风，虚证治宜养血润燥疏风，可选用川芎、赤芍、当归、荆芥、生地等药。实证宜清热解毒，疏散风邪，可选用防风通圣散之类，也可选用大黄、黄连、芒硝等药。本病外治可选用紫归油或黄连膏之类涂患处。

患者平素应减少烟酒刺激，忌食辛辣厚味，并注意口腔卫生。

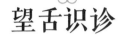

望舌识诊

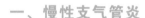

一、慢性支气管炎

慢性支气管炎是指气管、支气管黏膜及其周围组织的慢性非特异性炎症。主要症状为咳嗽、咳痰，或伴有喘息。病情进展缓慢，持续发展常并发阻塞性肺气肿，甚至肺动脉高压，肺源性心脏病（简称肺心病），从而引起心、肺功能障碍，严重地影响健康和劳动力。急性加重系指咳嗽、咳痰、喘息等症状突然加重。急性加重的主要原因是呼吸道感染，病原体可以是病毒、细菌、支原体和衣原体等。

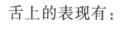

舌上的表现有：

舌尖质淡、苔白，属肺气虚。

舌尖红，苔薄黄，属燥热伤肺。

舌尖红，苔黄腻，属邪热蕴肺。

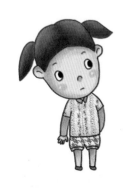

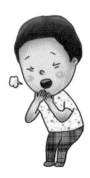

舌尖红而少津，属肺阴虚。

舌下络脉（静脉）变粗、瘀血，黏膜发红。

【疗法指南】

镇咳祛痰可试用复方甘草合剂。也可用拇指或食指按揉迎香、内关、合谷、风池等穴，每天1～2次。或揉擦脸颊，将双手手掌搓热，放于脸颊上，然后两手可以上下同步擦或一上一下交替擦，左右各10余次，以脸颊感到发热为宜。

二、急性胃炎

急性胃炎系指由于各种不同病因引起的急性胃黏膜炎性病变。常起病较急，若伴有胃黏膜充血、水肿、出血、糜烂的，称为急性胃黏膜病变。

急性胃炎主要是由细菌感染或细菌毒素的作用引发的，也与进食过冷、过热或过于刺激或粗糙的食物，暴饮暴食，饮酒，以及服用某些对胃黏膜有刺激性的药物（如水杨酸盐、糖皮质激素、磺胺类等）有关。也有少数患者还可因食用蟹、虾、甲鱼等，发生过敏反应而发病的。

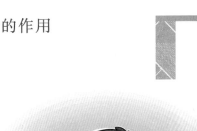
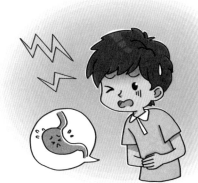

急性肾炎症状轻重不一，表现为中上腹不适、疼痛，以至剧烈的腹部绞痛，恶心、厌食、呕吐，因常伴有

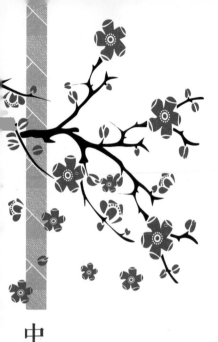

肠炎而有腹泻，大便呈水样，严重者可有发热、脱水、呕血和（或）便血、休克和酸中毒等症状。

舌上的表现有：

舌中质淡白、苔厚腻，属饮食停滞。

舌中质淡红、苔白腻，属外邪犯胃。

急性胃黏膜病变合并血小板减少性贫血：舌质淡红，右侧或一侧可见出现瘀斑，中部可见出现浅裂纹，苔薄白。舌中质淡红、苔黄腻，属痰热内阻。舌中质紫黯或有瘀点、瘀斑，属瘀血阻络。

急性胃黏膜病变合并上消化道出血，胃窦炎（因饮酒过量所致）及胆囊肿大：舌质红，舌前部两侧微呈紫色，中部或中上部有裂纹，舌前部干而少津，苔黄腻。

【疗法指南】

应去除病因，卧床休息，停止一切对胃有刺激的食物或药物，给予清淡饮食，必要时禁食，多饮水，腹泻较重时可饮糖盐水。

腹痛者可行局部热敷，疼痛剧烈者给予解痉止痛药，如复方颠茄片、山莨菪碱等。或选取鲜扁豆叶200～300克，以水煎后，分两次服用。每日1剂。具有消炎止呕的功效。适用于外邪犯胃型。也可采用按摩疗法，按揉合谷穴1分钟，中脘、足三里穴各2分钟。

恶心、呕吐者加按内关穴 2 分钟。

三、便秘

凡有便意而排出困难，或大便秘结不通，排便时间延长者，均称为便秘。发病原因有多种，如辛辣肥腻食物进食过多，蔬菜、水果进食过少，病后气虚、肠胃燥热，或排便习惯不规则等。老年人便秘多与体质虚弱、腹壁松弛、消化功能减退有关。临床上将其分为虚秘、气秘、热秘、冷秘等。

便秘的主要表现是排便次数减少和排便困难，许多患者的排便次数每周少于 3 次，严重者长达 2 ~ 4 周才排便一次。有的患者可突出地表现为排便困难，排便时间可长达 30 分钟以上，或每日排便多次，但排出困难，粪便硬结如羊粪状，且数量很少。此外，有腹胀、食欲缺乏，以及服用泻药不当引起排便前腹痛等。

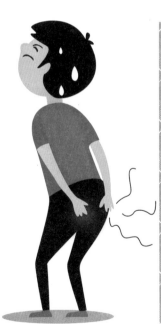

舌上的表现有：

舌根质淡、苔薄白，属气虚秘。

舌根质淡白、苔薄或少，属血虚秘。

舌根质淡、苔白润，属冷虚秘。

舌根质红、苔无或少，属血虚或阴虚。

舌根部质淡、苔白腻，舌体胖或有齿痕，属气秘。

舌根部质红、苔黄厚腻或焦黄起芒刺，属热秘。

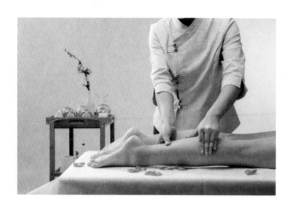

应多吃含粗纤维的粮食和蔬菜、瓜果、豆类食物，多饮水，每日至少饮水1500ml，尤其是每日晨起或饭前饮一杯温开水，可有效预防便秘。此外，应食用一些具有润肠通便作用的食物，如黑芝麻、蜂蜜、香蕉等。或搭配按摩，按揉肾俞穴，两手叉腰，拇指向前按于同侧肋端，中指按于肾俞穴，适当用力按揉30～50次。按揉天枢穴，双手叉腰，中指指腹放在同侧的天枢穴上，大拇指按于腹外侧，中指适当用力按揉30～50次。揉按足三里穴，两膝关节自然伸直，用拇指指腹按在同侧的足三里穴上，其余四指紧附于小腿后侧，拇指适当用力揉按30～50次。

四、脂肪肝

脂肪肝是指由于各种原因引起的肝细胞内脂肪堆积过多的病变，是一种常见的肝脏病理改变，而非一种独立的疾病。正常人肝组织中含有少量的脂肪，如甘油三酯、磷脂、糖脂和胆固醇等，其重量约为肝重量的3%～5%，如果肝内脂肪蓄积太多，超过肝重量的5%或在组织学上肝细胞50%以上有脂肪变性时，就可称为脂肪肝。经适当治疗后，轻、中度的患者可得到恢复，重度患者则很难得到治愈，最终演变成肝硬化。脂肪肝患者也有造成猝死的。引起脂肪肝的病因，除了饮酒、药物及营养过剩等，还有极端的营养不良。

其临床表现轻者无症状，重者病情凶猛。中、重度脂肪肝有类似慢性肝炎的表现，可有食欲不振、疲倦乏力、恶心、呕吐、肝区或右上腹隐痛等。

舌上的表现有：

舌边质黯红、苔薄白，属肝郁气滞。

舌边较为圆滑，质淡红、苔白腻，属痰湿阻络。

舌边质红、苔黄腻，属湿热内蕴。

舌边质淡胖、苔厚腻，属肝肾阴虚。

舌边质淡、苔白，属肝肾阳虚。

舌边圆滑、胖大，带有瘀斑、瘀点，属痰瘀内结。

舌边或全舌见有紫斑或瘀点、瘀斑，苔薄，属瘀血阻络。

舌边及舌尖见有瘀点或瘀斑，舌下静脉曲张，属气滞血瘀。

【疗法指南】

要想治疗此病，每日三餐膳食要调配合理，做到粗细搭配营养平衡，足量的蛋白质能清除肝内脂肪。禁酒戒烟，少吃过于油腻的食物，控制脂肪的摄入量，尤其要避免动物性脂肪的摄入。也可采取食疗，紫菜10克、鸡蛋1只，宜长期煮汤喝。或用麦麸30克，大枣10枚，水煎，取汁，代茶饮。也可用山楂、白菊花、茶叶以3：2：1的比例，沸水冲泡，代茶饮。

五、胆囊炎

胆囊炎是指各种原因引起胆囊内产生炎症的一种

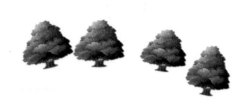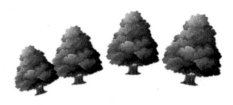

疾病。常有急、慢性之分。

急性胆囊炎的病因主要是：胆囊内结石突然梗阻或嵌顿胆囊管导致急性胆囊炎。胆囊管扭转、狭窄和胆道蛔虫或胆道肿瘤阻塞也可引起急性胆囊炎。我国农村中以胆道蛔虫为最常见诱发因素。

慢性胆囊炎的病因多发生在胆石症的基础上，且常是急性胆囊炎的后遗症，或因体内胆固醇紊乱所致。此外，亦可见于伤寒病的带菌者。

舌上的表现有：

舌边质红、苔黄或厚腻，属肝胆湿热。

舌边质淡、苔薄黄或微黄，属肝气郁结。

舌边质淡、苔白，属肝郁脾虚。

舌边或全舌红绛，苔无或干枯，属脓毒内蕴。

【疗法指南】

积极预防和治疗细菌感染及并发症，注意饮食卫生，防止胆道寄生虫病的发生，并积极治疗肠蛔虫症。生活起居有节制，注意劳逸结合、寒温适宜，保持乐观情绪及大便通畅。本病若有结石，或经常发作，可考虑手术治疗。

也可采用按摩疗法，用大拇指分别按压阳陵泉、胆囊、足三里、内关、太冲穴，并持续按摩5分钟，可获得良好止痛效果。

六、风湿性心脏病

风湿性心脏病简称风心病，是指由于风湿热活动，累及心脏瓣膜而造成的心脏瓣膜病变。表现为二尖瓣、三尖瓣、主动脉瓣中有一个或几个瓣膜狭窄和（或）关闭不全。临床上狭窄或关闭不全常同时存在，但常以一种为主。临床上可出现心功能不全、心律失常等病变征象。好发于 20 ～ 40 岁的青壮年，女性高于男性。患病初期常常无明显症状，后期则表现为心慌气短、乏力、咳嗽、下肢水肿、咳粉红色泡沫痰等心功能失代偿的表现。

舌上的表现有：

1. 急性期

舌尖质红、苔黄，属风湿侵心。

舌尖质红绛、苔黄少而干燥，属热毒犯心。

舌边、舌尖质红，苔薄微黄，属外邪袭肺。

2. 慢性期

舌尖或全舌质黯淡，或见有瘀点、瘀斑，苔白滑，属心肾阳虚。

舌尖质淡、苔白，属心气虚弱。

舌尖或全舌黯淡，苔无或苍白，属阳气虚脱。

舌尖或全舌质青紫，或见有瘀点、瘀斑，属心血瘀阻。

舌尖质淡、苔滑，属水气凌心。

舌下青筋（静脉、络脉）怒张。

【疗法指南】

可采用拔罐疗法，取厥膻中、灵台、阴俞、心俞、曲泽、足三里、内关、阳陵泉、关元、郄门穴。采用刺血拔罐法。穴位皮肤常规消毒后，用三棱针在上述穴位或每次取 3～5 穴，依次点刺出血，待血止后再拔罐，吸血适量。每周施治 2 次。

七、心绞痛

心绞痛是冠状动脉供血不足，心肌急剧的暂时缺血与缺氧所引起的以发作性胸痛或胸部不适为主要表现的临床综合征。心绞痛是心脏缺血反射到身体表面所感觉的疼痛，特点为前胸阵发性、压榨性疼痛，可伴有其他症状，疼痛

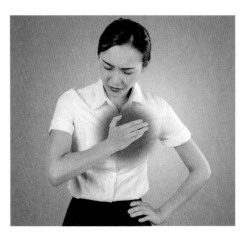

主要位于胸骨后部，可放射至心前区与左上肢，劳动或情绪激动时常发生，每次发作持续 3～5 分钟，可数日一次，也可一日数次，休息或用硝酸酯类制剂后消失。本病多见于男性，多数 40 岁以上，劳累、情绪激动、饱食、受寒、阴雨天气、急性循环衰竭等为常见诱因。

舌上的表现有：

舌尖质淡、苔白滑，属胸阳痹阻。

舌尖质淡、苔浊腻，属痰浊壅塞。

舌尖、舌边或全舌质黯红，或有瘀点、瘀斑，属心血瘀阻。

舌尖质淡红、苔少或无，属气阴不足。

舌尖质淡、苔薄白，属心阳亏虚。

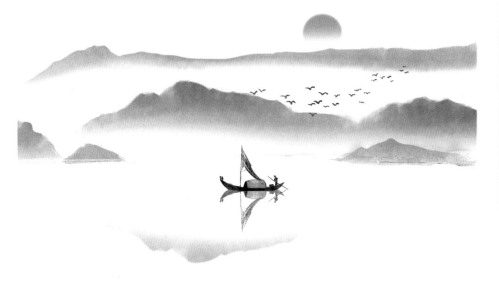

舌尖质淡，舌体胖，苔白，属心肾阳虚。

舌尖质淡，苔白，属阳气欲脱。

舌下静脉（络脉）怒张。

【疗法指南】

发作时立刻休息，患者一般在停止活动后症状即可缓解。较重的发作，可使用作用快的硝酸酯制剂。也可采用按摩疗法。按摩云门穴可缓解心绞痛、失眠等症，每天早、晚各1次，每次3~5分钟；用右手拇指和食指点压左手中指甲根部左右两侧，一压放，各5~6分钟，可立即止痛；用拇指在内关穴处向下用力按压，每分钟100次。

八、原发性高血压

不能发现导致血压升高的确切病因，则称为原发性高血压。原发性高血压是一种以动脉血压持续升高，或神经功能失调表现为临床特征，并伴有动脉、心脏、脑和肾等器官病理性改变的全身性疾病。目前认为原发性高血压是一种某些先天性遗传基因与许多致病性增压因素和生理性减压因素相互作用而引起的多因素疾病。

舌上的表现有：

舌尖质红、少苔，属肝肾阴虚。

舌尖质红、苔黄，属肝阳上亢。

舌下毛细血管（细络）呈充血、扩张改变，舌下静脉（络脉）呈蓝紫色改变。

九、贫血

贫血是指人体外周血红细胞容量减少，低于正常范围下限的一种常见的临床症状。贫血不是一种独立的疾病，它是由多种疾病所引起的一种症状。反之，多种疾病都可伴随有贫血症状的发生。

贫血的病因，血液携氧能力下降的程度，血容量下降的程度，发生贫血的速度和血液、循环、呼吸等系统的代偿和耐受能力均会影响贫血的临床表现。最早出现的症状有头晕、乏力、困倦；而最常见、最突出的体征是面色苍白。症状的轻重取决于贫血的速度、贫血的程度和机体的代偿能力。

舌上的表现有：

舌下静脉（络脉）浅淡，呈白色或淡黄色，如蒙上一层薄膜状。

舌尖质淡或苍白，舌体胖而厚大，舌上津液满布，苔薄白或白腻；舌边或有齿痕。

【疗法指南】

可选取花生衣适量，研成细末，备用。每次 6 克，温开水送服，每天 2 次。或取牛奶 200 克，糯米 100 克，红糖适量，共煮，早晨空腹时食用。

十、糖尿病

糖尿病是一种以高血糖为特征的代谢性疾病。高血糖则是由于胰岛素分泌缺陷或其生物作用受损，或两者兼有引起。糖尿病时长期存在的高血糖，导致各种组织，特别是眼、肾、心脏、血管、神经的慢性损害、功能障碍。

典型症状为"三多""一少"。"三多"即多食、多饮、多尿。"一少"即肌肉减少、消瘦、乏力、皮肤瘙痒、四肢麻木、全身抵抗力降低等症，严重者可合并高血压、肺结核、多发性疮疖、动脉硬化、末梢神经炎、白内障等疾病。

舌上的表现有：

全舌质淡，舌体胖嫩、苔厚腻，属脾虚湿滞。

全舌质红、苔黄燥，属燥热内盛。

全舌质红，舌根苔黄厚腻，属湿热下注。

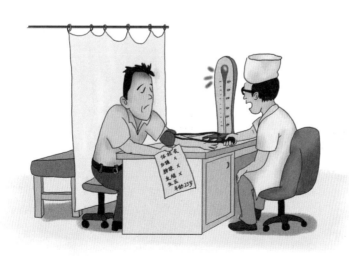

全舌质红，苔厚腻，属肝胆湿热。

全舌质淡胖、苔白而厚腻，属水湿停聚。

全舌质淡红，苔薄白，属肾阴亏虚。

全舌质淡、苔薄白或少，属气血亏虚。

全舌质黯，有瘀点、瘀斑，属瘀血阻滞。

全舌质干红，苔黄燥或少苔，属阴阳欲绝（急性并发症）。

全舌质黯淡，苔薄白，属气阴两虚、瘀阻络脉（慢性并发症——周围神经病变之一）。

全舌质紫黯或有瘀点、瘀斑，苔白腻，属肝肾阴虚、痰瘀阻络（慢性并发症——周围神经病变之一）。

【疗法指南】

增加体力活动可改善机体对胰岛素的敏感性，降低体重，减少身体脂肪量，增强体力。也可选取白粉葛、天花粉、麦冬、糯米适量，共研磨成末冲服。

十一、神经衰弱

神经衰弱是一种以情绪不稳、慢性疲劳、自主神经功能紊乱为临床特征，并伴有躯体症状和睡眠障碍的神经症。是由于长期处于紧张和压力下，出现精神易兴奋和脑力易疲乏现象，常伴有情绪烦恼、易激惹、睡眠障碍、肌肉紧张性疼痛等；这些症状

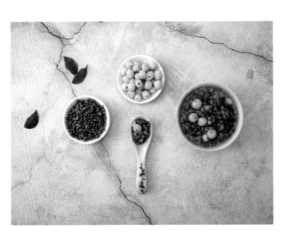

不能归于脑、躯体疾病及其他精神疾病。症状时轻时重，波动与心理社会因素有关，病程多迁延。

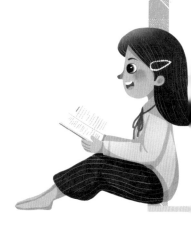

表现为神经过敏、精神疲劳、情绪上无自制能力、失眠、焦虑、忧郁、头昏脑涨、记忆力减退、少寐多梦、口淡乏味、食欲不振、胁痛腹胀、工作耐力差、恶心嗳气、大便干燥或大便稀薄、心悸气短、月经失调等。

舌上的表现有：

舌尖质淡，苔少或无，属心胆气虚。

舌尖质淡、苔薄白，属心脾两虚。

舌尖质淡白，舌体颤抖，伸出后尤甚。

舌尖质红而少津、苔少或无，属心肾不交。

舌尖质红、苔黄，属肝郁化火。

舌尖质黯红、苔黄腻，属痰热内扰。

舌尖心肺区出现或粗或细的红色或绛色刺状物（点刺）。

【疗法指南】

可选取桂圆5枚，莲子肉15克，红枣10枚，粳米50克，加水煮粥后食用；或枸杞子10克，大枣5枚，鸡蛋2只，加水煮熟后食用。连用数天。

也可采用按摩疗法，用右手大拇指搓左手大拇指、食指、中指、无名指、小指各72次，然后用左手大拇指依次搓右手的5个手指。每天2次。

后　记

　　本套书在编写过程中，参阅了大量的相关著作、文章等，其中涉及很多名家医案、医方、歌诀、杂记、传说、故事等。对于部分入选的医方、歌诀等内容因未能与原作者取得联系，谨致以深深的歉意。敬请本书入选的医方、歌诀等的原作者及时与我们联系，以便我们支付给您稿酬并赠送样书。

　　同时我们欢迎广大医学研究者、爱好者提出宝贵的建议，踊跃荐稿。

联系人：刘老师

电话：0431 — 86805559

地址：吉林省长春市春城大街 789 号

邮编：130062

邮箱：359436787@qq.com